より美しく より健やかに

抜かない
削らない
「歯並び」の矯正

東洋医学編

歯学博士
岸本雅吉

現代書林

はじめに

頭痛・肩こり・耳鳴り・不眠……。

当院は、歯科矯正のクリニックです。

その患者さんには、こうした不定愁訴の悩みを持つ方が少なくありません。詳しくは本文で触れますが、当院の矯正で、そうした不定愁訴が改善される方がいます。

「歯の矯正で、なぜ不定愁訴が改善するの？」

不思議に思われるかもしれませんが、みなさんが考えている以上に、**歯は全身の健康に深くかかわっている**からです。

悪い歯並びとかみ合わせは、生体バランスを崩します。その結果、頭痛・肩こり・不眠などのさまざまな不定愁訴を招くことになります。

矯正歯科を訪れる患者さんの多くは、歯並びを気にして来院されます。それは見た目を良くしたいということで、キレイになることが目的です。

キレイだけを目的にする歯を動かす治療は、健康な歯を抜いたり前歯を削ったりします。しかし、それでは短期的にも長期的にも健康を害する可能性が高くなります。

なぜなら、健康な歯を抜いたり削ったりする治療は、崩れたその生体バランスをさらに崩すからです。頭痛・肩こり・不眠といった不定愁訴が消えるどころか、悪化するのが関の山です。

実は、「抜かずに治す歯並び」とは、健康な歯を抜かない治療だけのことではありません。「手を抜かない治療」のことでもあるのです。

手を抜かず、一人ひとりの口と全身の状態をしっかり調べる。そして、気を抜かずに治療して、健康な歯を抜かずにその人の生体に最も合った歯並びとかみ合わせに戻す——。これが、私のおこなっている**抜かずに治す矯正治療**です。

健康な歯は抜くことなく、本来のあるべきキレイな歯並びになります。崩れていた生体バランスも整います。その結果、さまざまな身体の不調が改善してきます。

「歯並びがキレイになったうえ、頭痛・肩こり・不眠が消えるなんて……」

多くの患者さんが、こう驚かれます。

歯が臓器であり、生命の入り口で全身の健康を維持している——。

この事実は、歯の持つ大事な役割を雄弁に語ってくれます。

口の中の小さな歯は、まさに健康を維持し、運気を上昇させる宝石なのです。それを、この25年間の数えきれない事例が私に教えてくれました。

本書は、歯並びと体調（不定愁訴）との関係を、私のできる範囲で解き明かした本です。

頭痛や肩こり、不眠、腰痛、生理痛といった原因不明の症状に悩んでいる方は、改めて自分の歯と歯並びに目を向けてください。

抜かず！　削らず！　生体にキズを付けないで、悪い歯並び・かみ合わせを治し、本来の歯並びを取り戻す――。

このことは、全身の健康を取り戻すことでもあるのです。悪い歯並び・かみ合わせに注目し、一人でも多くの方が、健康であることの喜びをじっくり味わっていただきたいと思います。

歯学博士　岸本雅吉

※生命には、まれな例外はつきものです。本書ではわかりやすさを優先するために、ごく少数の例外があることを含めてお話しさせていただきます。

目次

プロローグ

頭痛・肩こり・不眠……。あなたの不調の原因は歯にあった！

CONTENTS

第1章

悪い歯並び・かみ合わせはなぜ不定愁訴の原因になるのか?

第2章

抜かない・削らない矯正か、抜く・削る治療か、その選択が未来を分ける

第3章

東洋医学から悪い歯並びと、頭痛・肩こり・不眠の関係を見る

CONTENTS

第4章

治療中の頑固な不定愁訴の改善に、マイナス電子療法を活用する

第5章

歯並びを治してキレイになり、体調も良くなった患者さんたちの症例

プロローグ

頭痛・肩こり・不眠……。あなたの不調の原因は歯にあった!

あなたは「歯の矯正」に何を求めますか？

医療法で規定されている歯科の診療科目は、大きく分けて**「一般歯科」「小児歯科」「口腔外科」、そして「矯正歯科」の4種類**です。

なかでも歯並びの治療には、いろいろなアプローチがあるので迷うという方も多いのではないでしょうか？

一つは、「歯をキレイにする治療」です。歯並びなど、見た目の美しさに興味のある患者さんからよくご質問をいただきます。

もう一つ、「歯並びが治ったら、身体の調子まで良くなった！」という話を聞いたことがありませんか？

それがこれから本書で紹介する、「抜かずに治す矯正」のことです。

歯並びがキレイになるということから、これらを同じ矯正治療とお考えの方もいらっしゃるかもしれません。

しかし、この二つは、**基本的な考え方が異なる治療**です。

前者の美容優先の治療は、見た目のキレイさを優先させるために健康な歯を削ったり、抜いたりすることもあります。

キレイという印象には個人差がありますし、その見た目の基準が時間とともに変化することもあるでしょう。それでも見た目を優先したい、という選択をする方もいらっしゃるでしょう。

後者の抜かない矯正は、患者さんの協力のもと「矯正歯科」の歯科医師がその名の通り手を抜かずに治療を行ない、健康な歯を抜いたり削ったりすることなく、本来あるべき歯並びにすることで、歯並びが整い、生体バランスが整ってきます。

その結果として、全身の状態が改善されて機能が高まることで、不定愁訴も改善されます（その理由については後述します）。

いかがでしょうか。同じ、**歯並びがキレイになるための治療とはいえ、その目指すところや優先順位が違う**ことをご理解いただけたでしょうか？

〝本来の矯正の治療〟とは、外科的処置をおこなわず生体を元の姿に戻し、その結果としてキレイになる治療です。

「はじめに」でお話しした通り、歯は全身の健康に深くかかわっているからです。

生体のバランスがとれた本来の美しさ、キレイさを手に入れたい、さらには健康を取り戻したいと考えるなら、答えはおのずとわかるでしょう。

歯は大切な臓器です。あなたが生きている間、全身の健康を維持します。

これも重要なことなのでくり返します。

「歯並びをキレイにして、遠慮なく笑いたい」

「清潔感のある笑顔になりたい」

「体調不良になりたくない」

「原因不明の頭痛や肩こり、不眠を治したい」

そんな思いを胸に歯の矯正治療をお考えなら、悪い歯並びとかみ合わせでどんな不調が起こるのか。また、〝本来の矯正治療〟が、どのような改善をもたらすのか……。ご自身の状態と照らし合わせて考えてみましょう。

選択するのはあなたです。歯の矯正に何を求めるのか、人それぞれ違ってよいでしょう。ですが本来の歯の治療においては、健康な歯を抜いたり削ったりすることに慎重であることは忘れないでください。必ず、本来の矯正の治療ができる先生がいます。あきらめないで情報を取得しましょう。

誤解のないように申し上げますが、決して美容優先の治療を否定しているわけではありません。美容を優先することで、ご自身が気になる見た目の悩みが消え、それは

図表❶　本来の矯正治療と美容を優先する治療の比較

本来の姿に戻す矯正	美容優先の治療
全体のバランスを考慮	見た目のみ優先
外科的処置はなし	外科的処置が加わる
歯を削る、抜くはしない	健康な歯を削る、抜く
再発の可能性が少ない	再発の可能性もある
不定愁訴が消えやすい	不定愁訴が消えにくい

↓ **結果**としてキレイ

↓ **目的**としてキレイ

心にも作用があります。これも、医療の一つとして重要だと考えています。

大切なのは、患者さんご自身がどちらを希望して治療するかを把握、理解することです。インフォームド・コンセントで、しっかりと決めて治療しましょう。

もし、美容を優先する治療をおこなうとしても健康を考慮するならば、まず本来の姿に戻してからじっくりと美容治療を検討するのも一つの方法かと思います。

最後にもう一度、「抜かない矯正」と美容形成的な治療の違いについて、図でまとめます。

図表❷　本来の健康な姿に戻す「抜かない矯正」で人生が変わる！

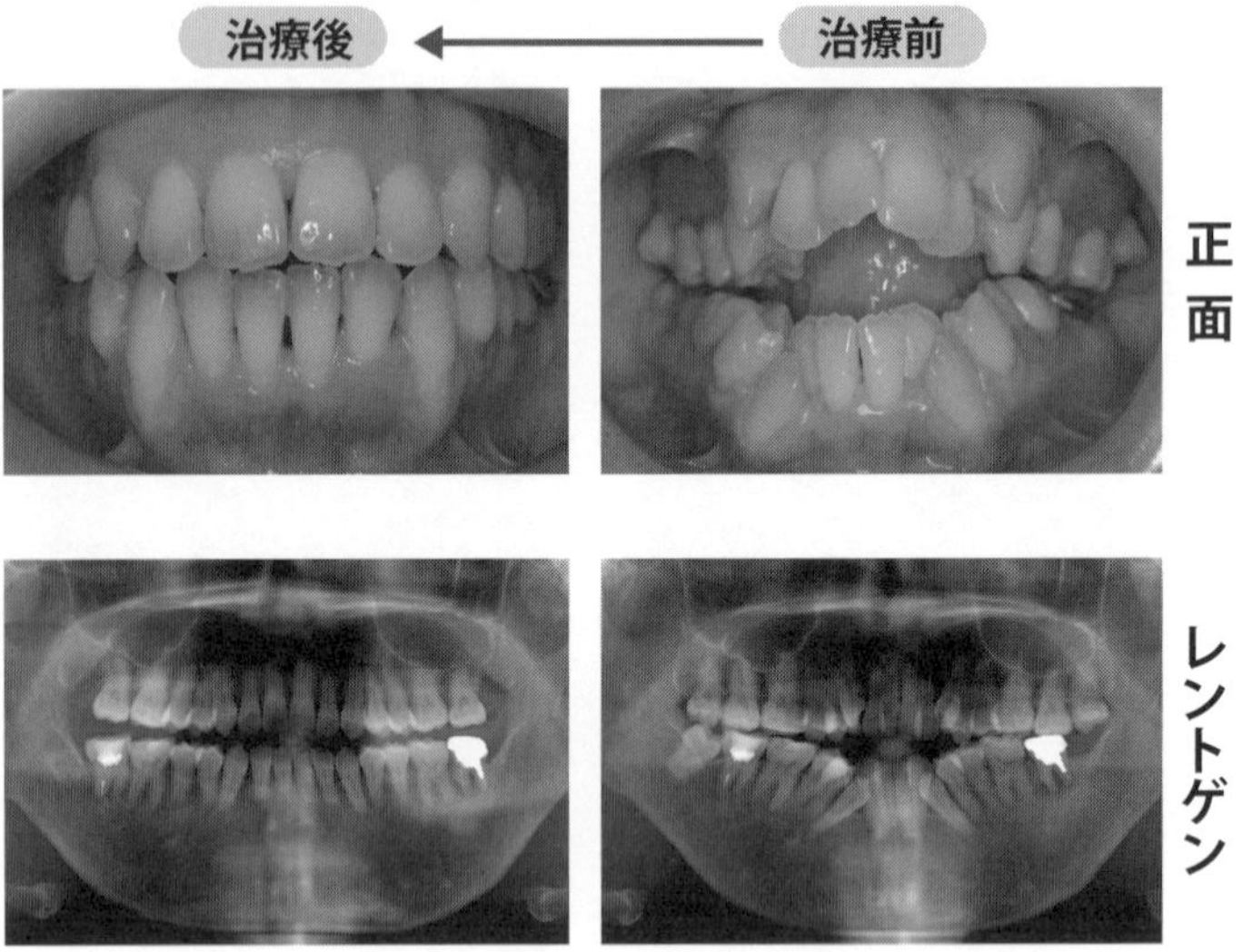

“百聞は一見に如かず”「抜かない矯正」で人生が変わる！

ここである患者さんの症例をご紹介しましょう。

当初は、美容形成的な治療の外科手術で「歯並びをキレイにしたい」と希望していましたが、その後、「抜かない矯正」に変更しました。

彼女は歯並びのせいで、口をしっかり閉じることができませんでしたが、「抜かない矯正」で本来の健康治療後はより良いかみ合わせになり、上下の歯がきちんと閉じるように。
「抜かない矯正」でここまでキレイな歯並びになります。

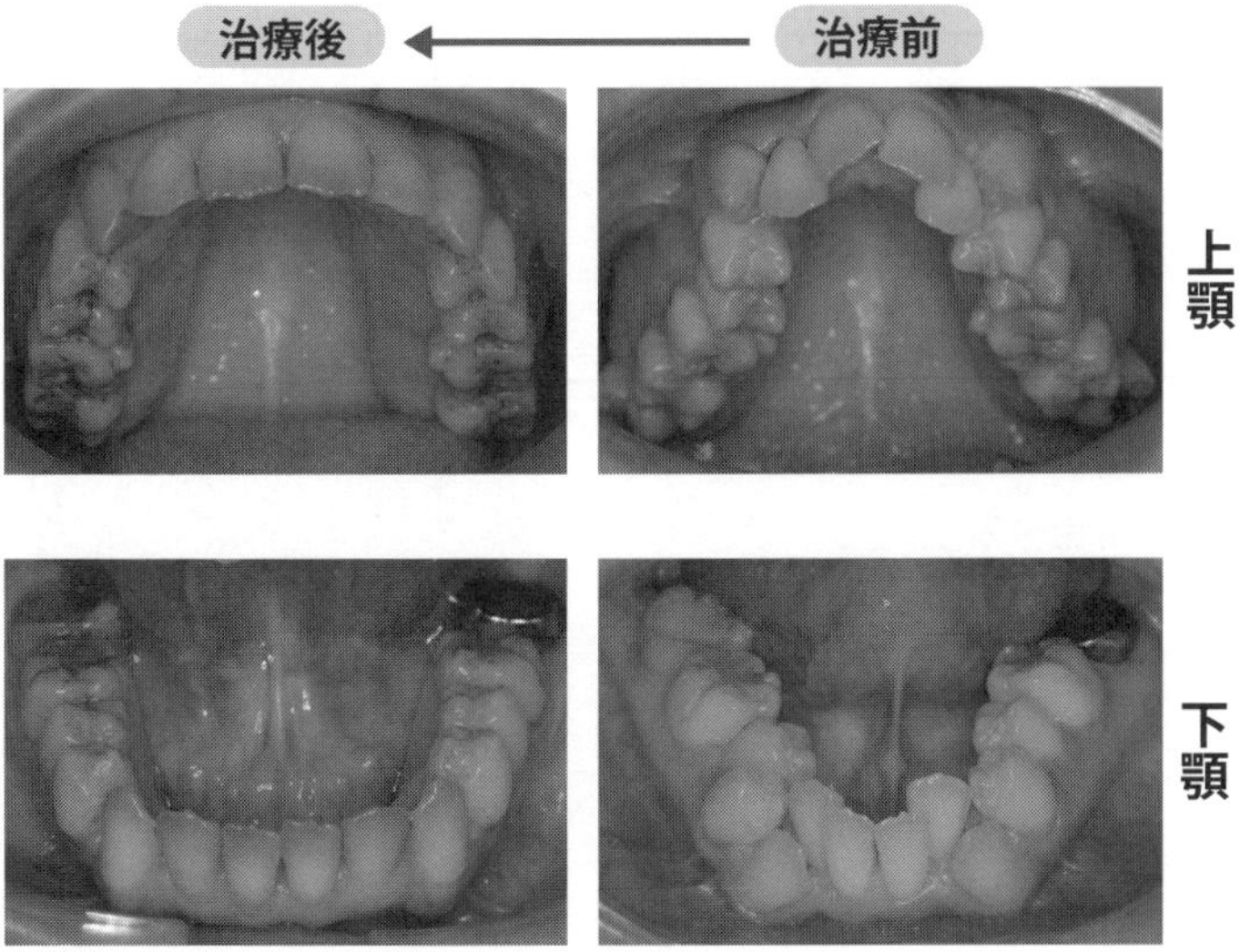

な姿になり、正しいかみ合わせになったのです。

口をしっかり閉じることができ、顔の印象が大きく変わりました。口元を気にして隠すこともなくなり、積極的になって表情まで明るくなりました。もっとキレイになりたいと、「美容に興味が出てきた」と話してくれたことが印象的でした。

この患者さんの未来は、きっといまより明るいものになることでしょう。

歯を矯正し、頭痛・肩こり・不眠を改善した人が続出！

私のクリニックは、歯並びの矯正治療が専門です。開業して35年になりますが、当然、患者さんのほとんどは歯並びの問題で来院されます。

頭痛・肩こり・不眠……。

その患者さんの多くは、こうした不定愁訴を抱えています。

「病院で検査を受けても、『結果に異常は認められず、原因はわかりません。不定愁訴ですね』と言われました」

「病院の先生から、『気のせいじゃないの？』と言われてしまいました。信じてくれないのです」

不定愁訴の患者さんは、よくこう言われます。当院に来院される患者さんにも、こうおっしゃる方が大勢おられます。

「頭痛・肩こり・不眠の原因には、歯並びとかみ合わせもあります。そうしたケースなら、矯正治療が終わる頃には頭痛・肩こり・不眠は消えます。実際、私はその経験をたくさんしています」

患者さんにこうお話しすると、患者さんの顔がパッと明るくなります。

その中から1例、最近の患者さんの症例をご紹介します。

Eさんは、地方から来院された30代の女性です。受け口気味だったのを気にされ、当院で矯正治療をおこないました。

「鼻の通りが良くなりました。呼吸がしやすくなって、とてもラクです」

治療の途中から、私たちに感謝の言葉をかけられるようになりました。

「以前は首や肩がこって眠りも浅く、すごく調子が悪かったのに、いまはとってもラクになりました。歯並びを治してこんなに身体がラクになるなんて、思ってもいませんでした」

治療が終わったとき、Eさんはこのように言われたものです。

最初の頃に比べると、表情も別人のように明るくなりました。

初診のときは目元がとろんとして生気がなく、何となく寂しげな様子でした。ところが治療が終わる頃には目に光が宿り、顔立ちもくっきりして快活な印象を受けるようになりました。

「これがEさんの本当の姿なのだ」

改めて、私はこう思ったものです。

図表❸　Eさんの治療前、治療後の変化

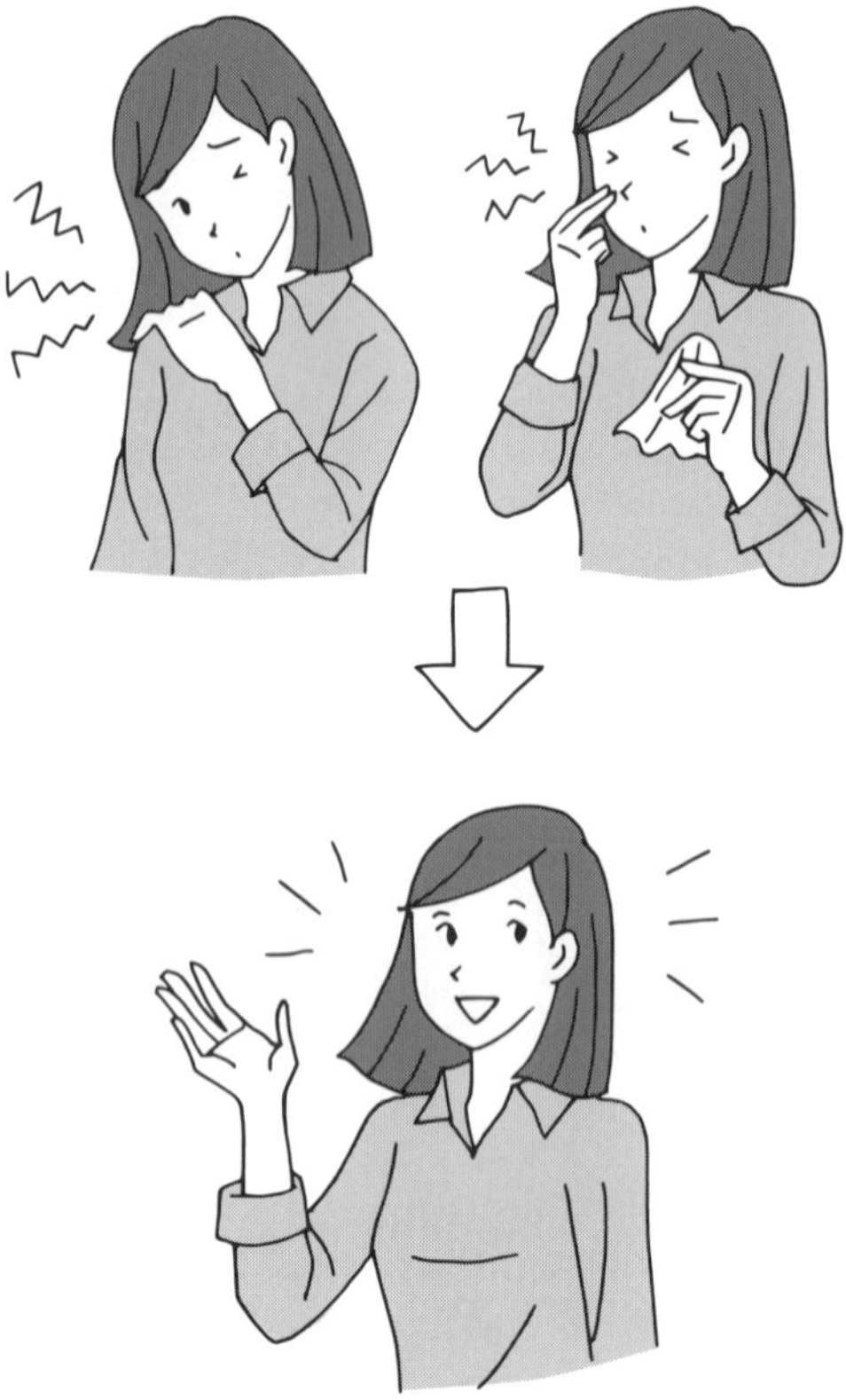

Eさんのこの言葉と変化は、多くの患者さんに重なります。口元が変わりますから、Eさんと同じく見た目もずいぶん変わります。ほぼ例外なく、どの患者さんも顔立ちがはっきりし、表情も明るくなります。

※不定愁訴とは：頭痛や不眠、疲労感など、何となく体調が悪いという自覚症状はあるが、検査をしても原因となる病気が見つからない状態。

矯正治療で不定愁訴が消える……。この事実は何を物語るのか?

私の手元には、患者さんのアンケートが分厚いファイルに何冊も保存されています。そのアンケートには、治療に対する患者さんの感想が記されています。

矯正歯科ですから、患者さんは歯並びの問題で来院されます。

上顎前突（いわゆる出っ歯）、下顎前突（いわゆる受け口）、叢生（八重歯や乱ぐい歯）、開咬（上下のすべての歯がピッタリかみ合わず、前歯などが開いた状態）、正中離開（前歯中央にすき間ができる）、過蓋咬合（上の歯が下の歯に深くかぶさる）

……。

患者さんに多いのは、こうした歯並びの悩みです。

そうした患者さんの多くがさまざまな不定愁訴・不調に悩み、治療に伴ってその不調が消えていることがわかります。ざっとですが、治療後、70～80％の患者さんで不調が解消されています。

手足のしびれが消えた、めまいや耳鳴りが改善した、生理不順や生理痛がラクになった、イライラしなくなった、考え方がポジティブになった、人生が180度好転した――。

こうした方もおられます。

矯正治療で、そうした方たちのさまざまな不定愁訴が消えていきます。この事実は、いったい何を物語るのでしょうか？

悪い歯並びとかみ合わせが、不定愁訴の大きな原因の一つだった――。

原因と結果の関係から、この結論が導き出されます。

ただし、私は「悪い歯並びとかみ合わせが、不定愁訴の原因だ」とは言いません。不定愁訴には、歯以外に起因するものもあるからです。

たとえば、頭痛です。

歯以外で頭痛の原因になる病気には目や鼻の病気、高血圧や風邪などがあります。突然激しい頭痛に襲われたときは脳梗塞、脳出血、クモ膜下出血なども疑われます。そのほか、病気でなくても、二日酔いや疲労、気候が原因になることもあります。女性では生理不順のとき、更年期障害、自律神経の失調やアレルギー体質の方にも頭痛のあらわれることがあります。

肩こりもそうです。

心臓疾患のある人は左の肩がこり、左の指先までしびれることがあります。肝臓や胆嚢に疾患がある場合は右の肩がこったり、右手がしびれたりします。

不眠でも同様です。

会社の人間関係、仕事上の問題、家族の問題……。

社会生活を営む以上、さまざまなストレスがあります。ストレスは自律神経のバランスを崩し、睡眠を妨げます。悩みが深く、大きいほど抑うつ傾向になり、そこから不眠や不眠症になるケースも少なくありません。

歯以外の原因によって出ている症状であれば、歯並びをいくら治療しても良くなることはありません。私が〝大きな原因の一つ〟と言ったのは、こうした理由もあるからです。

悪いかみ合わせは、うつ病や認知症の引き金になる

現代医学は進歩し、ＣＴやＭＲＩ、それにＰＥＴといった画像検査機器も性能がどんどん上がっています。画像を見れば、骨の異常や問題のある臓器が発見できます。

その進んだ現代医学の検査をもってしても、不定愁訴は原因がわかりません。西洋医学は急性期の病気は得意ですが、慢性期の病気は苦手です。機器に頼る検査で原因不明となれば、それこそお手上げ状態です。

医師は、「原因不明」と言うばかりでわかってくれない。周りの人もわかってくれない。これといった治療法も確立されていない……。

患者さんにとり、これは精神的に大きなストレスです。

そのストレスに、頭痛・肩こり・不眠という現実的なストレスが拍車をかけます。ストレスはますますふくれ上がるばかりです。

悪い歯並びやかみ合わせが原因で、頭痛・肩こり・不眠が起こる。その不定愁訴の蓄積と治療法のない現実……。

この強くて大きな二つのストレスは、精神に悪影響をおよぼします。それが、うつ

病の引き金を引いてしまう危険性があります。当院の患者さんにも、うつ病寸前といった状態の方もおられます。

「悪い歯並びやかみ合わせがうつ病の原因になる?」

疑問に思う方もおられるかもしれませんが、そのリスクは現実にあるのです。

人間の精神と肉体は、分けられるものではありません。人間の精神と肉体は深い関係があり、密接に結びついています。

東洋医学では、このことを「心身一如」と表現しています。最近では、西洋医学も精神と肉体との関係に目を向け、「心身相関」といっています。

二つのストレスがうつ病の引き金を引いたとしても、決しておかしくはないのです。とくに、不眠の場合にそのリスクが大きくなります。

悪いかみ合わせは、認知症の発症にも関係してきます。怖がらせたいわけではありませんが、これは事実です。

かみ合わせが悪いと、認知症のリスクが高まる――。

近年、こうした報告が相次いでいます。

逆にいえば、本来のかみ合わせを取り戻せば、認知症のリスクを軽減できることになります。本来のかみ合わせを取り戻すことが、悪い歯並びを矯正することです。

悪い歯並びとかみ合わせは、ここまでの問題をはらんでいます。「たかが歯並び・たかがかみ合わせ」と考えてはいけないのです。

私の懸念は〝不定愁訴予備軍〟が多いこと

患者さんの口の中を診て、患者さんに尋ねることがあります。

「身体の不調を感じることはありませんか？　たとえば頭痛や肩こり、不眠といったことはありませんか？」

悪い歯並びの患者さんの中には、そうした不定愁訴や不調を感じていない方もいます。

歯並びの悪い人が全員、現実に不定愁訴に悩んでいるとはかぎりません。歯並びが悪くても、心身の不調や異常を感じていない人もいるのです。

不定愁訴予備軍……。そうした方を、私はこう呼んでいます。不定愁訴予備軍が少なくない……。私は、このことを大変危惧しています。こうした方はいずれ、不定愁訴に見舞われる確率が高いからです。

絵に描いたような理想的な歯並びの方は、そういるものではありません。歯並びが悪いのに、なぜ不調を感じずにいられるのでしょうか?

そこには、人間の自己調整力と許容範囲があるからです。

歯並びが多少ガタガタしていても、人間というものは、自分でその歯並びに合った筋肉やアゴの使い方をします。そのことで、かみ合わせを調整するのです。

悪い歯並びやかみ合わせでも、問題がいま表面化していない……。

こうした方は、許容範囲内でかろうじて自己調整している人といえます。

東洋医学には、「未病」という考え方があります。「はじめに」でも触れましたが、私は西洋医学の矯正医ですが、東洋医学の鍼灸師の国家資格も持っています。

発症はしていなくても、病気の芽が出ている状態……。

これが、東洋医学の未病です。不定愁訴予備軍は、まさにこの未病状態です。

悪い歯並びやかみ合わせでも、許容範囲内で自己調整していれば、不調は表面化しません。不調の芽が出ていても、実感することはまずありません。

しかし、それは筋肉やアゴの悪い使い方、無理な使い方です。そうした筋肉やアゴの悪い使い方を長年していると、次第に許容範囲の限界に近づきます。

やがて限界を超え、いろいろな不調が出るようになります。未病ではいられなくなり、不定愁訴と直面するその〝とき〟がきてしまうわけです。

いま心身の不調に悩んでいなくても、歯並びとかみ合わせに問題があれば、いずれ心身の不調に見舞われるリスクが非常に高くなります。極言すれば、早いか・遅いかかだけの違いになるのです。

「私は前歯がキレイに並んでいるから、かみ合わせにも問題はない」

こう思っている方もあるでしょうが、落とし穴があります。

前歯がキレイに並んでいるために、歯並びの問題は実感しません。ただし、あまり目に触れない奥歯に問題のある人がいるのです。

前歯がいくらキレイでも、奥歯に問題があれば、悪いかみ合わせになっています。

こうした方も、不定愁訴予備軍に入ります。

不定愁訴への私の六つのアプローチ

不定愁訴に対し、私は六つのアプローチを持っています。

第一のアプローチは、**悪い歯並びとかみ合わせの矯正**です。

歯を削らず、歯も抜かない治療で、生体を健康な本来の姿に戻す――。

これが私の矯正で、その手法を**本来の姿に戻す「抜かない矯正」**といいます。この治療をおこなうと、さまざまな不定愁訴が解消されます。「抜かない矯正」については、のちほど触れる機会もあると思います。

ここで誤解のないように申し上げておきますが、私の矯正は、不定愁訴の解消を目的としたものではありません。それら不定愁訴の解消は、「抜かない矯正」の結果として得られるものです。

「抜かない矯正をおこなうと、歯だけでなく、結果としていろいろ良いことが起こります。多くの人で、心身の不調が解消されています。それも楽しみにしながら、治療を続けましょう」

患者さんに、私はこう申し上げています。

不定愁訴に悩んでいる方は、きっと次のように思われたことでしょう。

「岸本先生は、『歯並びやかみ合わせと不定愁訴は深い関係がある』と言うけど、歯並びやかみ合わせが悪いと、なぜ頭痛・肩こり・不眠などになるの？」

こう思われた方もおられるでしょう。第一のアプローチとして、次の第1章でその話をしたいと思います。不定愁訴の解消に、代替医療などで私は矯正歯科治療とは異なる立場からもアプローチしています。

第二のアプローチは、**東洋医学**について述べます（第3章）。「はじめに」でも触れたように、私は東洋医学にも興味があり、鍼灸師の国家資格も持っています。不定愁訴の解消のために、希望される方には東洋医学も活用しています。

第三のアプローチは、**マイナス電子療法**です（第4章）。マイナス電子療法は代替医療に分類されますが、有効な作用を多く持っています。その作用は歯や歯ぐきの活性化、それに全身の細胞の活性化に効果があります。

不定愁訴の原因には、歯並びやかみ合わせ以外の原因もあります。そうした原因の解決に、マイナス電子療法が大きな効果を発揮しています。加えて、不定愁訴の解消例も多数報告されています。

第四のアプローチは、**量子力学の波動器（メタトロン）**（第3章）。

第五のアプローチは、水素と酸素の吸入（別本で述べます）。

第六のアプローチは、近赤外線光線治療（別本で述べます）。

東洋医学に関しては第3章で、マイナス電子療法については第4章でお話しします。

悪い歯並び・かみ合わせは、なぜ不定愁訴の原因になるのか……？

では、その話を始めることにしましょう。

第1章

悪い歯並び・かみ合わせは
なぜ不定愁訴の
原因になるのか?

私たちの神経は、中枢神経系と末梢神経系から成り立っている

悪い歯並びとかみ合わせは、なぜ不定愁訴の原因になるのか……。

そこには、歯と脳の神経、血管、頭蓋骨と骨格、筋肉などとの複雑な関係があります。話は少し難しくなるかもしれませんが、できる限りわかりやすくお話ししたいと思います。

私たちの身体は、頭部、顔面部、頸部、胸部、腹部、背部、会陰部、上肢、下肢に大別されます。そのうち、口と歯に関係するのは頭部、顔面部、頸部です。

まず、神経との関係から話を始めましょう。

私たちの神経系は、大きく中枢神経系と末梢神経系に分かれます。

◎中枢神経系……頭蓋と脊椎の骨の中にある神経系

この神経系は脳(大脳、小脳、間脳[視床・視床下部])、脳幹(中脳、橋、延髄)、脊髄(頸髄、胸髄、腰髄、仙髄、尾髄)から成り立っています。

図表❹　神経系の分類

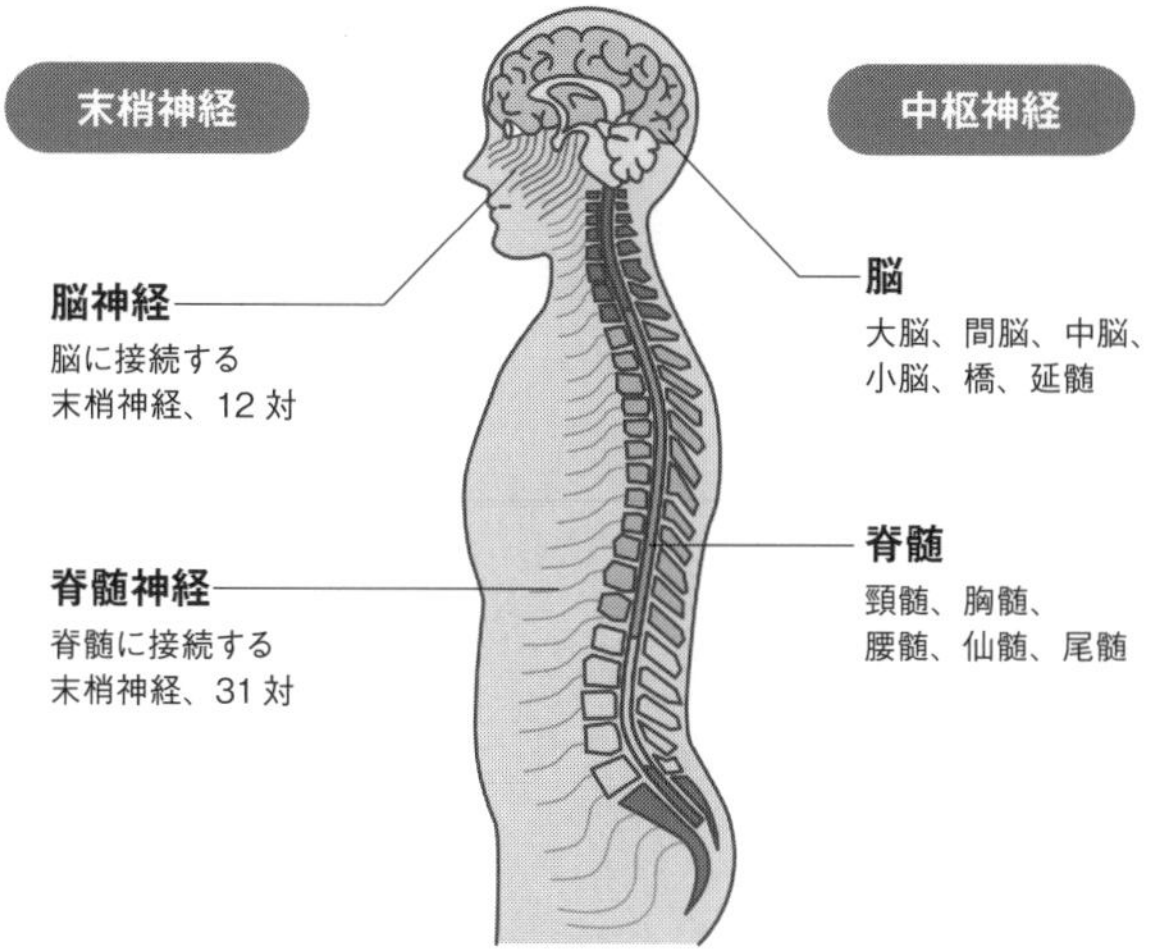

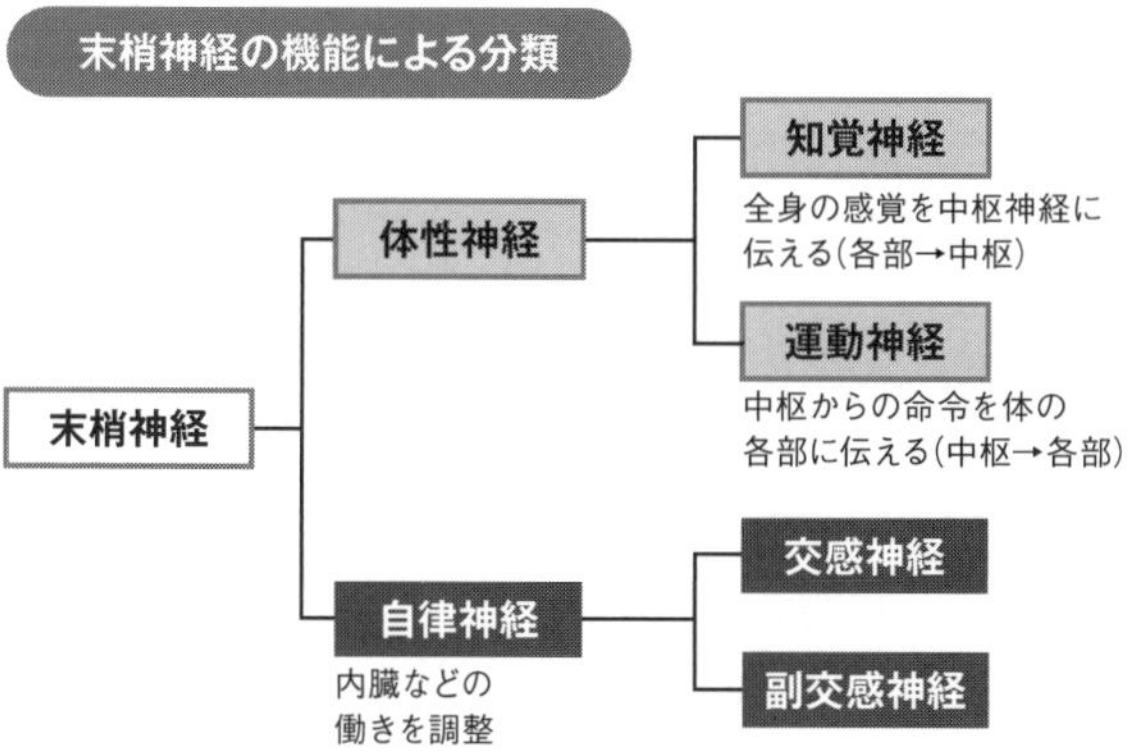

体性神経系を「動物神経系」、
自律神経系を「植物神経系」と呼ぶこともある

◎末梢神経系……中枢神経系と身体の各部分(末梢)をつなぐ神経系

末梢神経系は、さらに脳脊髄神経系（12対の脳神経と31対の脊髄神経）と自律神経系（交感神経と副交感神経）に分けられます。脳脊髄神経系のうちの12対の脳神経は、脳に出入りします。31対の脊髄神経は、脊髄に出入りします。

この31対の脊髄神経は、出入りする頸椎の高さによって五つに区分されます。頸神経8対、胸神経12対、腰神経5対、仙骨神経5対、尾骨神経1対です。

12対の脳神経は、Ⅰ～Ⅻまでの番号がつけられています。

◎第Ⅰ脳神経(嗅神経)………嗅覚に関係する
◎第Ⅱ脳神経(視神経)………視覚に関係する
◎第Ⅲ脳神経(動眼神経)……眼球運動に関係する
◎第Ⅳ脳神経(滑車神経)……眼球運動に関係する(上斜筋)
◎第Ⅴ脳神経(三叉神経)……顔面・鼻・口の感覚、歯の知覚、咀嚼運動に関係する
◎第Ⅵ脳神経(外転神経)……眼球運動に関係する(外直筋)
◎第Ⅶ脳神経(顔面神経)……表情筋の運動、舌前2／3の味覚、涙腺や唾液腺の分泌に関係する

図表❺　脳神経の作用

番号による名称	固有の名称	主な働き
第Ⅰ脳神経	**嗅神経**	嗅覚
第Ⅱ脳神経	**視神経**	視覚
第Ⅲ脳神経	**動眼神経**	眼球運動
第Ⅳ脳神経	**滑車神経**	眼球運動（上斜筋）
第Ⅴ脳神経	**三叉神経**	顔面・鼻・口の感覚、歯の知覚・咀嚼運動
第Ⅵ脳神経	**外転神経**	眼球運動（外直筋）
第Ⅶ脳神経	**顔面神経**	表情筋の運動、舌前 2/3 の味覚、涙腺や唾液腺の分泌
第Ⅷ脳神経	**内耳神経**	聴覚、平衡感覚
第Ⅸ脳神経	**舌咽神経**	舌後 1/3 の感覚・味覚、唾液腺の分泌
第Ⅹ脳神経	**迷走神経**	のどの感覚・運動、頸胸腹部の臓器を支配
第Ⅺ脳神経	**副神経**	肩や首の筋肉の運動（僧帽筋、胸鎖乳突筋）
第Ⅻ脳神経	**舌下神経**	舌の運動

図表❻　脳神経

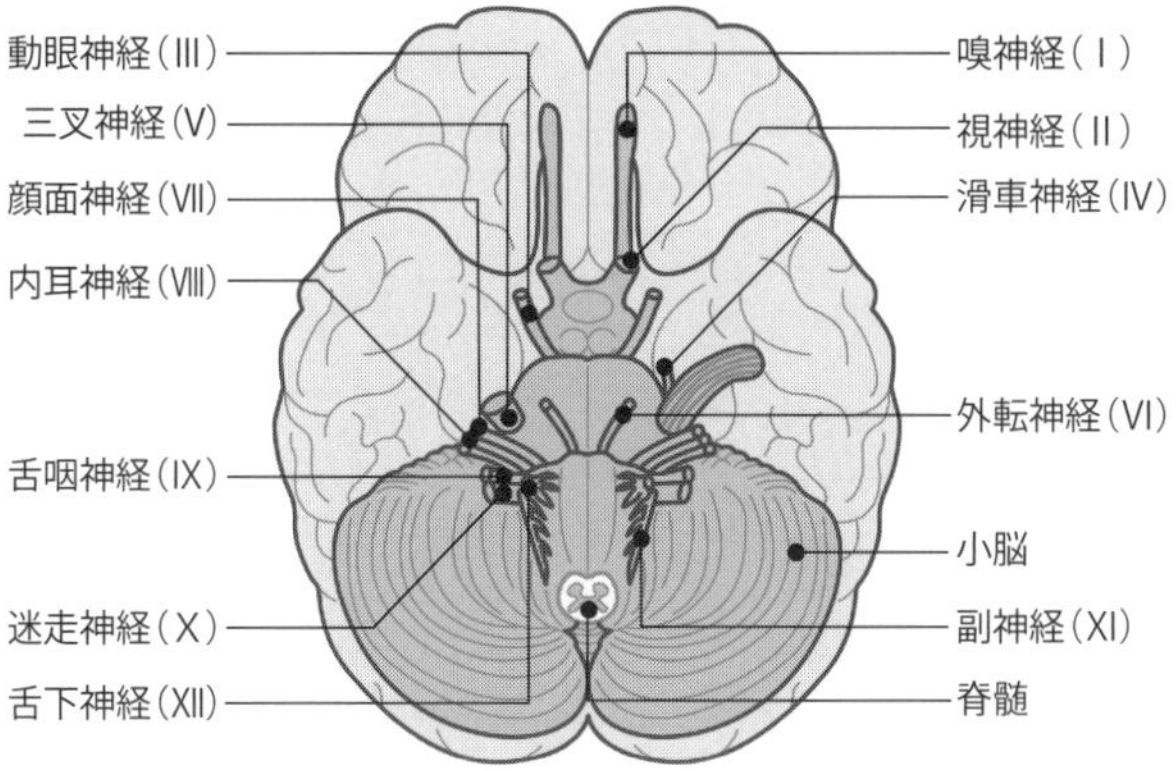

◎第Ⅷ脳神経（内耳神経）……聴覚、平衡感覚に関係する
◎第Ⅸ脳神経（舌咽神経）……舌後1／3の感覚・味覚、唾液腺の分泌に関係する
◎第Ⅹ脳神経（迷走神経）……のどの感覚・運動、頸胸腹部の臓器を支配する
◎第Ⅺ脳神経（副神経）………肩や首の筋肉の運動（僧帽筋、胸鎖乳突筋）に関係する
◎第Ⅻ脳神経（舌下神経）……舌の運動に関係する

この番号は、脳から出る位置によって前から順につけられています。

口と歯は脳神経（末梢神経系）の5／12と関係している

この12対の脳神経は耳や目や鼻、口・歯など、主に頭部にある器官の働きを支配しています。

このうち、口と歯はその五つと深い関係を持っています。

三叉神経、顔面神経、舌咽神経、迷走神経の一部、舌下神経……。

口と歯が関係する脳神経は、この五つです。

とくに目は、六つの脳神経と関係しています。

視神経、動眼神経、滑車神経、外転神経、顔面神経、副神経の一部……。

目が関係している脳神経は、この六つです。

では、口と歯に関係する五つの脳神経は、どんな役割を果たす神経なのでしょうか?

先に簡単に説明をつけましたが、もう少し具体的に説明したいと思います。

◎三叉神経……脳神経の第Ⅴ神経。歯や顔の感覚を脳に伝える感覚神経。眼神経、上顎神経、下顎神経の三枝に分かれることからのネーミング

◎顔面神経……脳神経の第Ⅶ神経。表情筋の運動、舌前2/3の味覚、唇を動かす、涙腺や唾液腺の分泌などにかかわる

◎舌咽神経……脳神経の第Ⅸ神経。嚥下(ものを飲み下す動作)にかかわる

◎迷走神経……脳神経の第Ⅹ神経。嚥下にかかわる

◎舌下神経……脳神経の第Ⅻ神経。舌の動きにかかわる。

つまり、口と歯は脳神経の5/12に関係しています。とくに目の神経は、脳神経の6/12に関係しているので、口は、目に次いで重要な臓器であることの証明です。

口・歯の三つの脳神経は、自律神経の副交感神経に支配されている

末梢神経系は、脳脊髄神経系と自律神経系がある――。

先にこう説明したように、自律神経系は末梢神経系です。

循環、呼吸、消化、分泌、代謝、体温維持、排泄、生殖……。

自律神経系は、こうした機能を調節します。その働きは無意識のうちにおこなわれているため、「不随意神経系」とも呼ばれます。

内臓の筋は、自分の意志では働きません。とくに気配りをしなくても内臓が動くのは、自律神経が働いているからです。例外は、肺です。肺も自律神経の支配を受けていますが、自分の意志で呼吸を速くしたり、止めたりできるのです。

その自律神経系には、交感神経と副交感神経があります。

交感神経の中枢は、脊髄にあります。脊髄から神経線維が出て、背骨の両側を走る交感神経幹に入ります。眼球、涙腺、唾液腺、皮膚の汗腺、立毛筋、血管、心臓、腹部の内臓などを支配しています。

図表❼　自律神経系

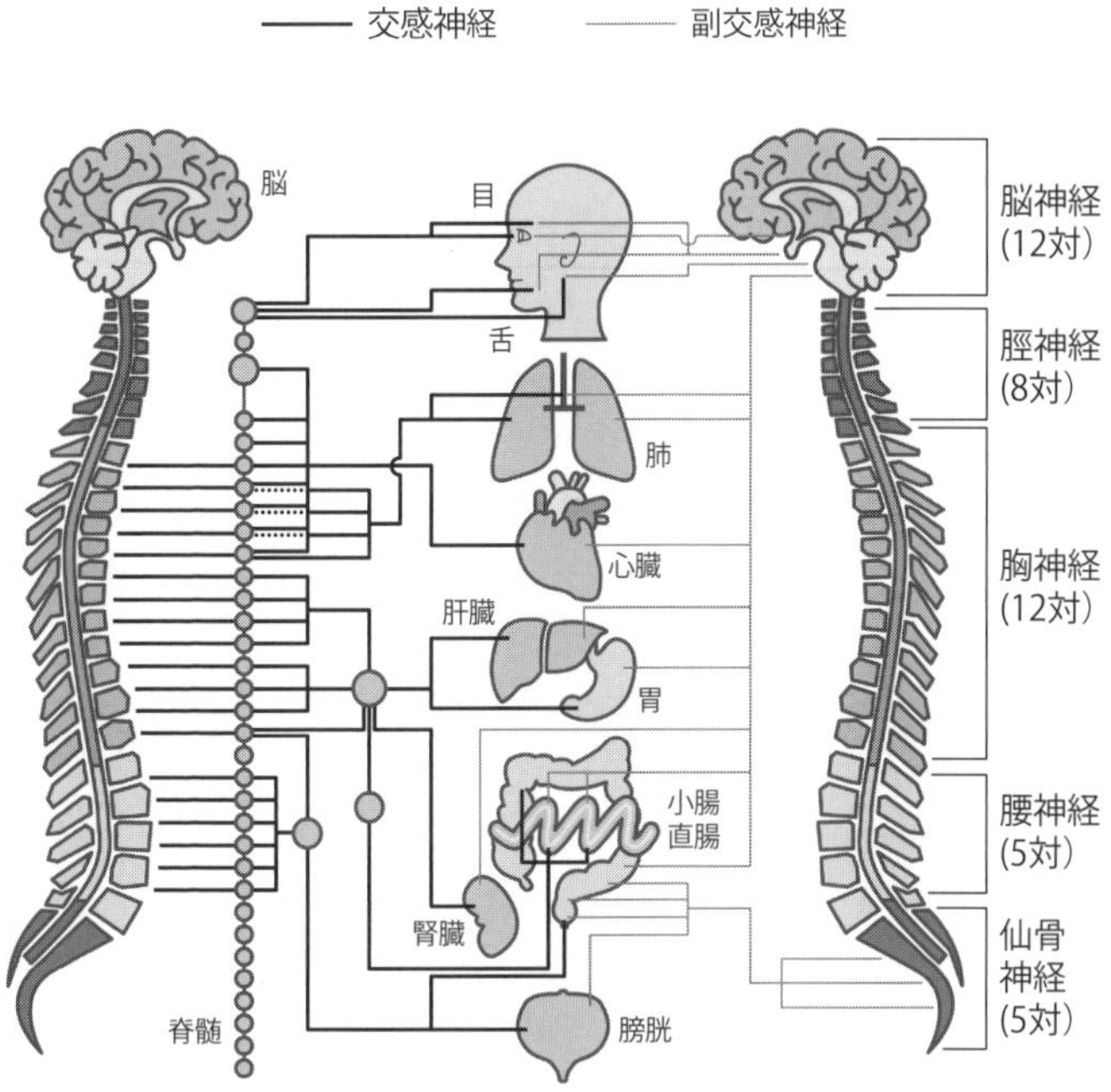
交感神経
副交感神経
脳
目
舌
肺
心臓
肝臓
胃
小腸
直腸
腎臓
膀胱
脊髄
脳神経
(12対)
脛神経
(8対)
胸神経
(12対)
腰神経
(5対)
仙骨
神経
(5対)

交感神経は進化の過程で、副交感神経よりもずっと後にできています。

副交感神経の中枢は、脳幹という脊髄より大脳につながる部分や、脊髄のいちばん下の部分にもあります。副交感神経は、先にお話しした脳神経のうちの動眼神経、顔面神経、舌咽神経、迷走神経などを支配しています。副交感神経は、口や歯と深い関連のあることがわかります。

多くの内臓は、交感神経と副交感神経の両方に支配されています。これを、専門的に「二重支配」といいます。その働きは、一方が促進的に働けば、他方は抑制的に働きます。ちょうどシーソーのように働くわけで、専門的にこれを「拮抗支配」と呼びます。

たとえば、心臓は交感神経で収縮力が増し、拍動が速くなり、血圧が上がります。副交感神経では、心臓の働きが抑えられます。

また、瞳孔は交感神経で大きくなり、副交感神経で小さくなります。肺や気管の筋肉は交感神経でゆるみ、呼吸を促進します。副交感神経では収縮し、呼吸しにくくなります。

交感神経と副交感神経のどちらが促進的で、どちらが抑制的かは各器官によってまちまちです。例外もあります。汗腺や立毛筋には交感神経だけが働き、発汗や鳥肌が

図表❽　交感神経と副交感神経が働いたときの身体の状態

※「→」は亢進しすぎたときの状態

	交感神経	副交感神経
瞳孔	大きくなる	小さくなる
涙腺	涙の分泌が減る	涙の分泌が増える
唾液	減る→のどが渇く	増える
胃液	分泌が減る	分泌が増える
胃腸の運動	動きが減る→便秘	動きが増える→下痢
気管	広がる	狭くなる→喘息
筋肉	緊張→肩こり、腰痛	弛緩→脱力
心拍数	増える	減る
心筋の収縮	強く収縮	弱く収縮
末梢の血管	収縮→血圧上昇、冷え	弛緩→頭痛、ほてり
皮膚	縮む	広がる
血圧	上がる→高血圧	下がる→低血圧
呼吸	促進	抑制
膀胱・直腸の筋肉	尿・便をためる→便秘	尿・便を出す→下痢
肛門の筋肉	便を出さない	便を出す
痛みの感じ方	きつい	やわらかい
白血球	顆粒球増加→炎症	リンパ球増加→アレルギー
脳・神経	興奮→イライラ	鎮静→落ちこむ
子宮	縮む	広がる

起こると考えられています。

闘争か、逃走か……。交感神経をあらわす言葉として、よくこういわれます。どちらの場合も、出会った敵から生命を守る行動です。

こうした場合、相手の動きをよくみるために、瞳孔はかっと見開きます。早鐘を打つように、心臓はドキドキと勢い良く鼓動を打ちます。手足に血液を送り込み、闘うにしても逃げるにしても必要な筋肉に十分な栄養を供給します。酸素を十分に取り入れるために、呼吸も荒くなります。出血を防ぐために、血管は収縮します。

これらは、「闘争か、逃走か」の択一で、全身の内臓器官に交感神経の働きがおよんだ結果なのです。

首には脳を活動させるために重要な血管が走っている

神経と血管は一緒に走っているか、近い場所を走っています。神経の次に、血管の話をしたいと思います。

口と歯がある首から上には、どんな血管があるでしょうか？

誰でも、脳に血管があることは知っています。脳の血管が詰まると脳梗塞、破裂すると脳出血を起こすことも知っています。脳の中には、数え切れない毛細血管があることも知っています。しかし、ほとんどの方は、首から上にどんな血管があるかを知りません。

首には、総頸動脈が左右に1本ずつ走っています。総頸動脈は、大動脈から脳に血液を流す動脈です。

総頸動脈は、途中から首の外側を通る外頸動脈と内側を通る内頸動脈に分かれます。脳に栄養を供給する動脈は、内頸動脈と椎骨動脈です。

◎外頸動脈……主に顔面部、前頸部、頭蓋壁を養う動脈。上甲状腺動脈、舌動脈、顔面動脈、浅側頭動脈、顎動脈などがある

◎内頸動脈……頸動脈管を通って頭蓋腔に入り、前大脳動脈と中大脳動脈を通して脳の前3/4を栄養する

◎椎骨動脈……頭蓋内で左右の椎骨動脈は橋の下で合流し、1本の脳底動脈となる。延髄・橋・小脳に枝を送ったあと、左右の後大脳動脈に分かれる。脳の後1/4を栄養する

図表❾　頭頸部の主要動脈

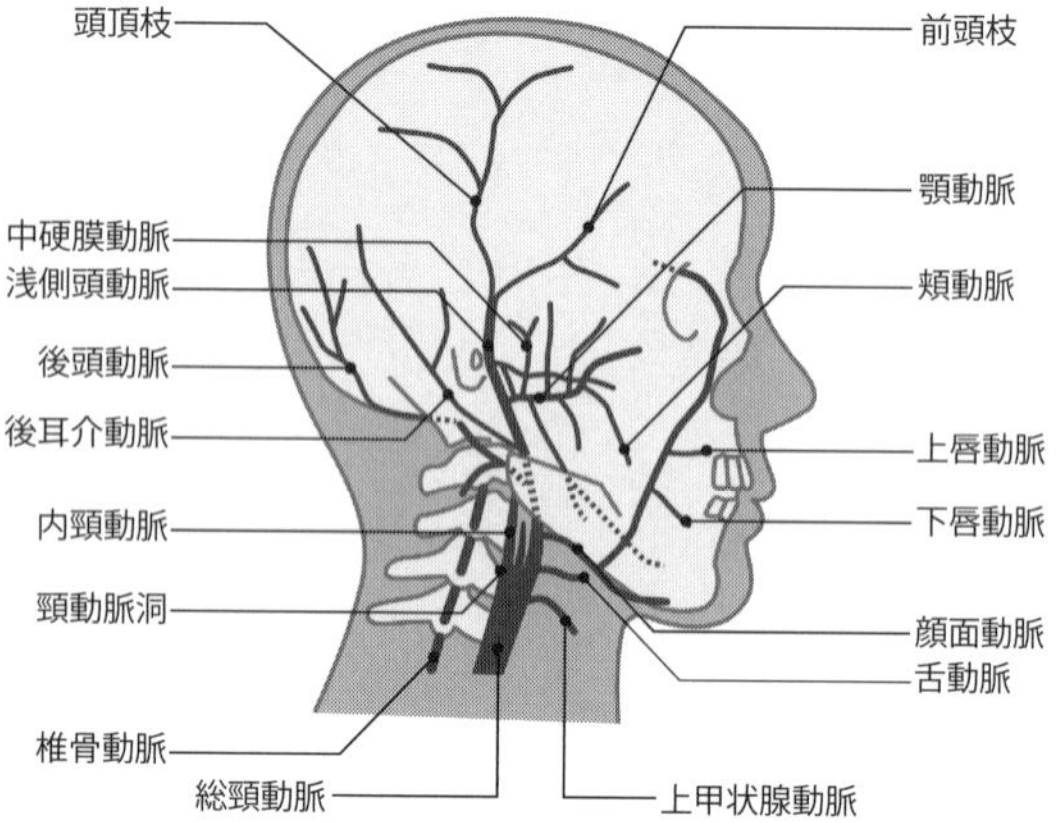

この動脈は栄養だけでなく、頭部に酸素も供給します。

1週間食べたり飲んだりしなくても生きられるが、酸素のない状態が5分続くと人間は死ぬ――。こんなことがいわれています。

脳に酸素が5分届けられないと、脳の細胞は死んでしまうからです。脳の細胞が活動するためには、エネルギーが必要です。そのエネルギーは、血液によって運ばれる酸素と栄養からつくられます。

エネルギー（ATP＝アデノシン三リン酸）をつくるのは、細胞の中のミトコンドリアという小さな器官です。酸素と栄養が供給されなければ、ミトコンドリアはエネルギーがつくれません。脳の細

図表⑩　アゴの筋肉とつながる肩甲骨

aの舌骨は、b、c、d、eの4つの筋肉が引っ張っていて宙に浮いている。
dの肩甲舌骨筋は舌と肩甲骨をつないでいる。
かみ合わせが悪い→下顎の位置が悪くなる→舌骨の位置が悪い方向に引っ張られる→背骨の位置に影響する骨の位置が変わる→姿勢が悪くなる。

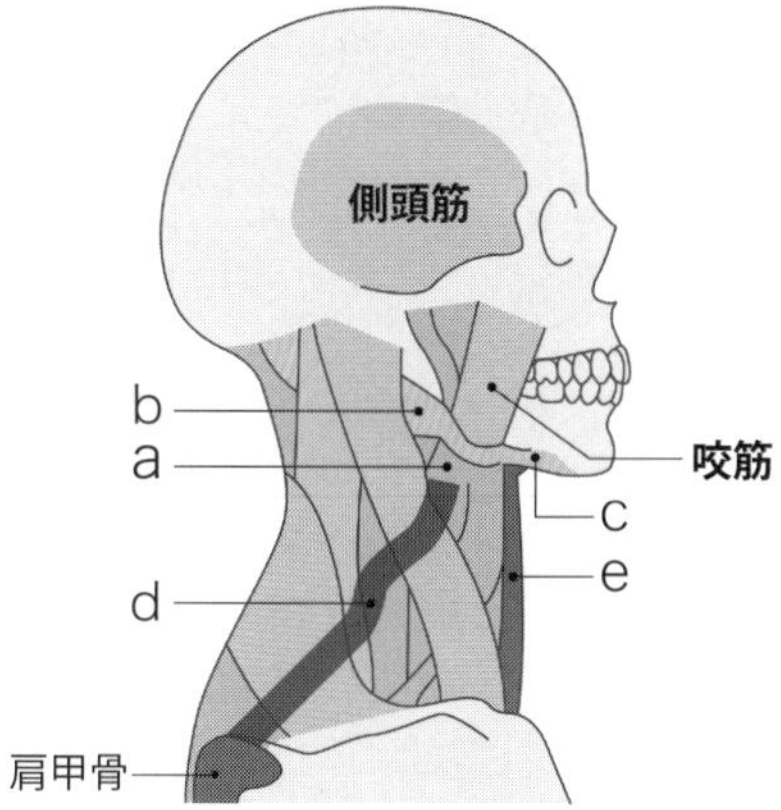

胞は活動ができず、やがて死に至る（壊死）のです。

脳の重さは体重の約2％ですが、全身の酸素消費量の約20％を消費します。心臓から送り出される血液の約15％が供給されます。

脳細胞のミトコンドリアがエネルギーをしっかりつくり、脳細胞を活性化させる。そのためにそれだけ大量の血液が送り込まれ、大量の酸素が消費されるのです。

一方、脳から出る主な静脈には次のようなものがあります。

◎内頸静脈……頭蓋内の静脈のほとんどすべてを集める。首では総頸動脈にそって下る

内頸静脈は、頭皮から外頸静脈と浅側頭静脈、顔面から顔面静脈と顎静脈などを受ける

◎外頸静脈……首の主な静脈。後耳介静脈と後頭静脈が合流する

この静脈は、脳細胞の活躍で出た二酸化炭素や老廃物を運びます。

口と歯に不可欠な筋肉は、三叉神経がつかさどっている

口と歯に関係する神経、血管と話を進めてきました。次に、筋肉の話をします。歯でものをかんだり、食いちぎったり、すりつぶしたりするためには、筋肉が必要です。話をするためにも、筋肉を使って口を開けなければなりません。

咬筋、側頭筋前縁、外側翼突筋、内側翼突筋……。

アゴの周囲にはこれらの筋肉があり、この筋肉は三叉神経の支配を受けています。先に紹介したように、三叉神経は脳神経の第V神経で、歯や顔の感覚を脳に伝える感覚神経です。眼神経、上顎神経、下顎神経の三枝に分かれることからのネーミングです。顔面に激しい痛みが出る顔面神経痛がありますが、これは三叉神経痛のことです。

図表⓫　脳神経核（とくに大きな三叉神経に注目）

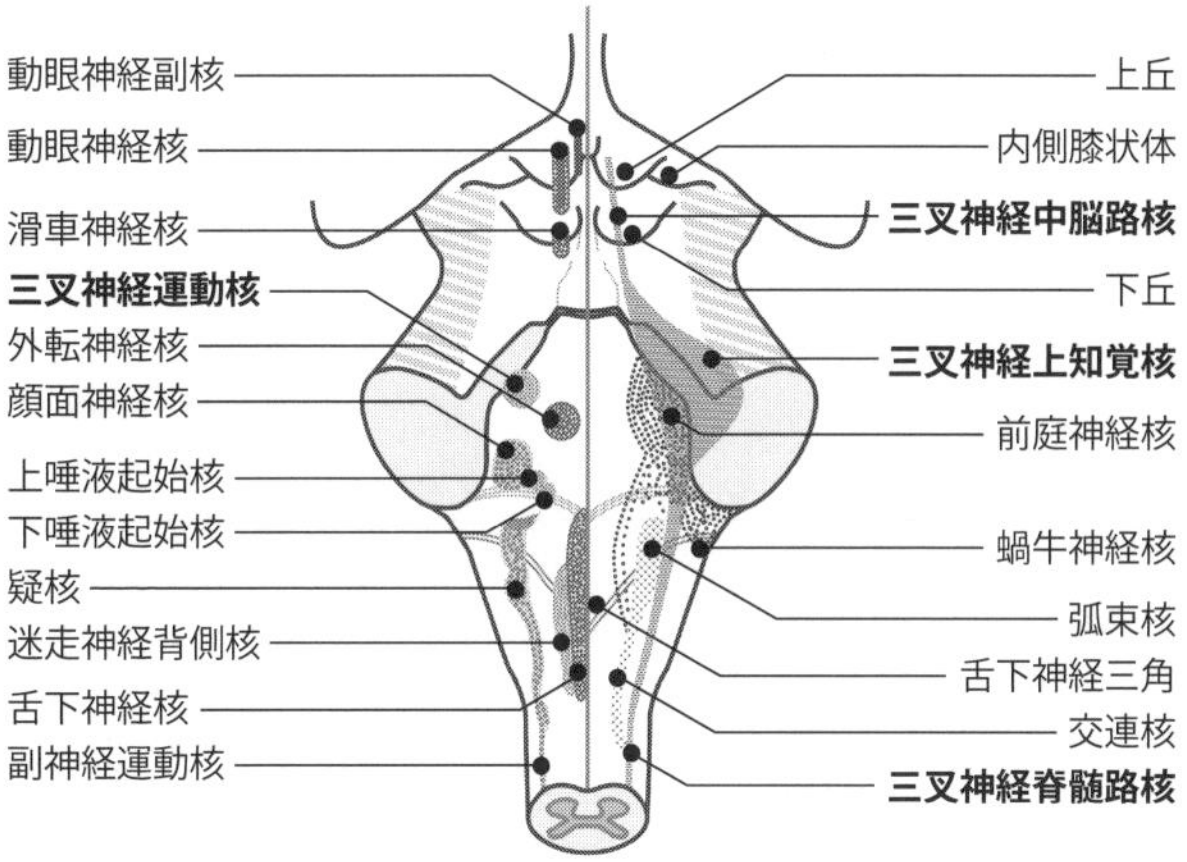

図表⓬　三叉神経の支配するアゴ周囲の筋肉

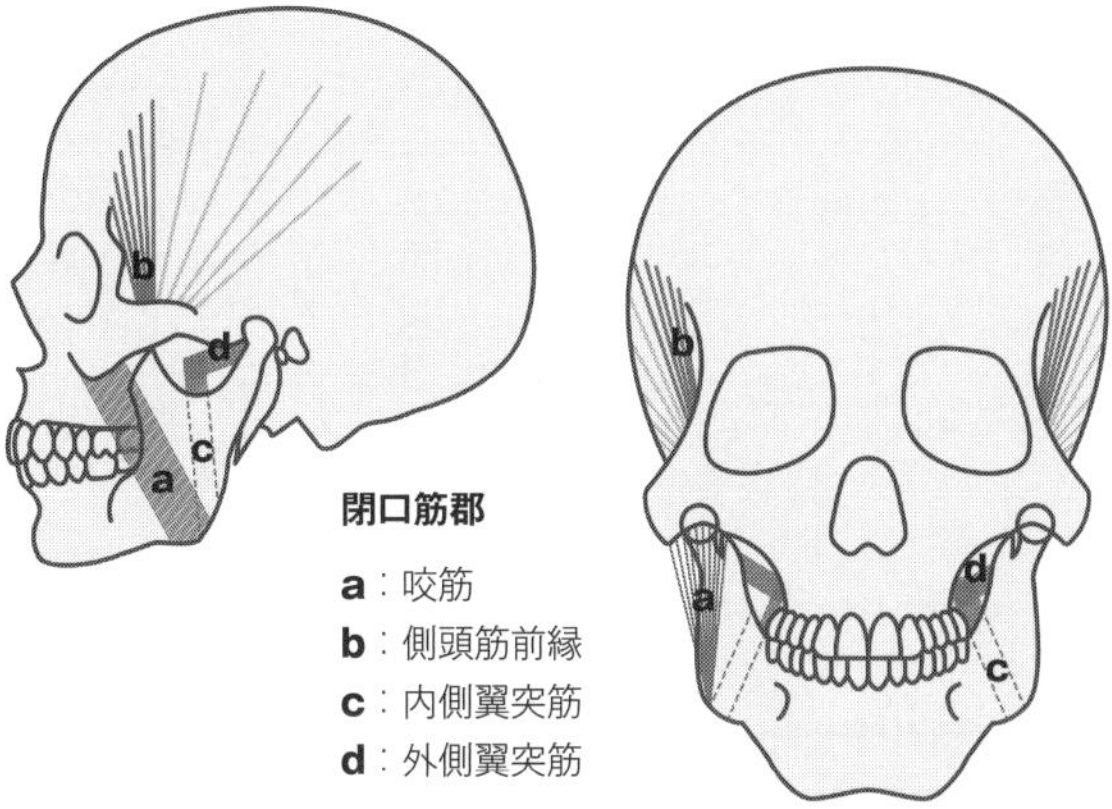

◎眼神経（第1枝）………前頭部の皮膚、眼球、鼻粘膜、鼻背にかかわる
◎上顎神経（第2枝）……上顎部、頬の皮膚、鼻腔粘膜、上歯にかかわる
◎下顎神経（第3枝）……下顎部、側頭部の皮膚、口腔空底粘膜、下歯にかかわる

三叉神経は、感覚神経であると同時に、アゴ（歯）を動かす運動神経の面（筋肉の支配）も持っています。歯の感覚が運動を、運動が歯の感覚を支配する——。いまの関係は、こう表現することができます。

通常、感覚神経と運動神経は別の神経が支配します。三叉神経のように、両方を兼ねる神経は珍しいといえます。

側頭骨（脳頭蓋）と下顎骨（顔面頭蓋）は、顎関節でつながっている

口と歯に関する構造的な話の最後に、頭部の骨格を見てみましょう。

頭蓋は、15種23個の骨から成り立っています。この頭蓋は、脳頭蓋（6種8個）と顔面頭蓋（9種15個）に分けられます。

◎6種の脳頭蓋……後頭骨(1個)、蝶形骨《ちょうけいこつ》(1個)、側頭骨(2個)、頭頂骨(2個)、前頭骨(1個)、篩骨《しこつ》(1個)

◎9種の顔面頭蓋……下鼻甲介(2個)、涙骨《るいこつ》(2個)、鼻骨(2個)、鋤骨《じょうこつ》(1個)、上顎《じょうがっ》骨《こつ》(2個)、口蓋骨(2個)、頬骨《きょうこつ》(2個)、下顎骨《かがっこつ》(1個)、舌骨(1個)

歯は、上顎骨と下顎骨に生えています。

アゴは開いたり、閉じたりできます。アゴが開閉できるのは、下顎が動くからです。下顎が動くことでものが食べられたり、言葉を発することができます。

なぜ、そんなことが可能なのでしょうか?

それは、側頭骨(脳頭蓋)と下顎骨(顔面頭蓋)が顎関節でつながっているからです。側頭骨のくぼみ(関節窩)には、下顎の骨が入り込んでいます。その下顎の骨は、関節窩の中を回転しながら前後に動きます。そのことでアゴが開閉し、咀嚼や会話ができるようになっているのです。

顎関節は、身体の中の関節の中でも特殊な関節です。肩やひじにも関節はありますが、顎関節はそうした関節にはない動きをするのです。

左右の関節が同時に動き、かつ上下・左右・前後という三次元の動きをする――。

これが、肩やひじの関節にはない顎関節の非常に複雑な動きです。

図表⓭　頭蓋骨

側面

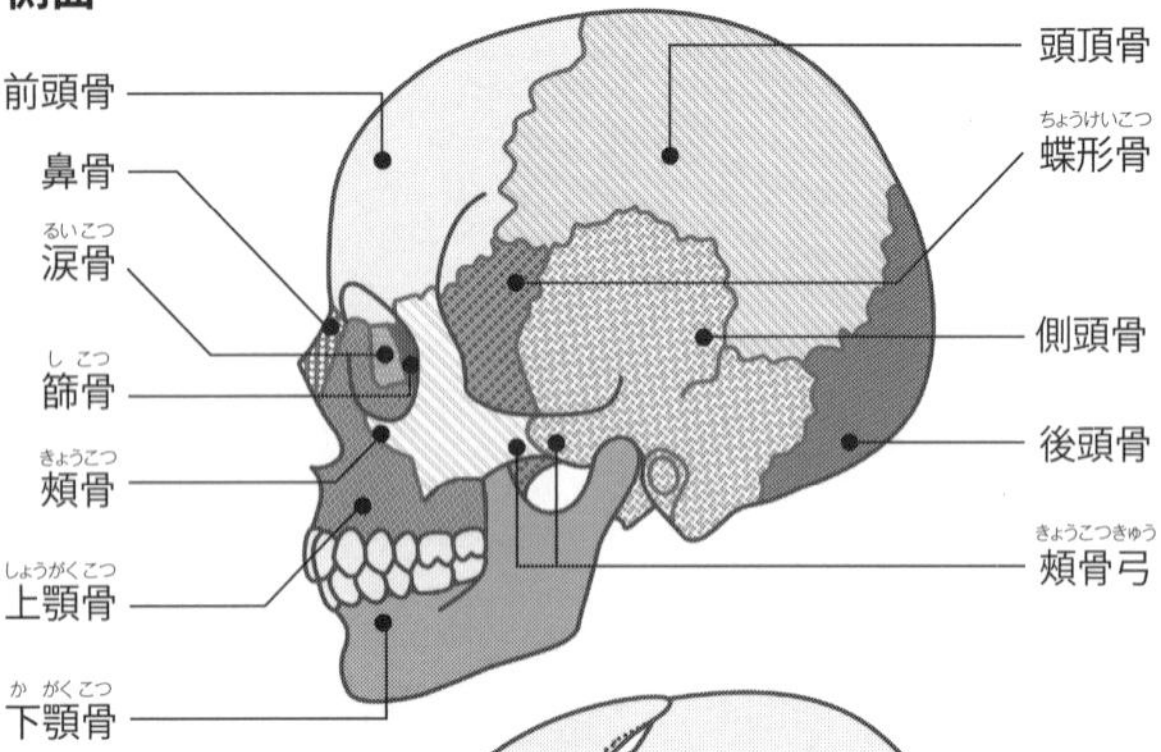

前頭骨
鼻骨
涙骨《るいこつ》
篩骨《しこつ》
頬骨《きょうこつ》
上顎骨《しょうがくこつ》
下顎骨《かがくこつ》
頭頂骨
蝶形骨《ちょうけいこつ》
側頭骨
後頭骨
頬骨弓《きょうこつきゅう》

分解

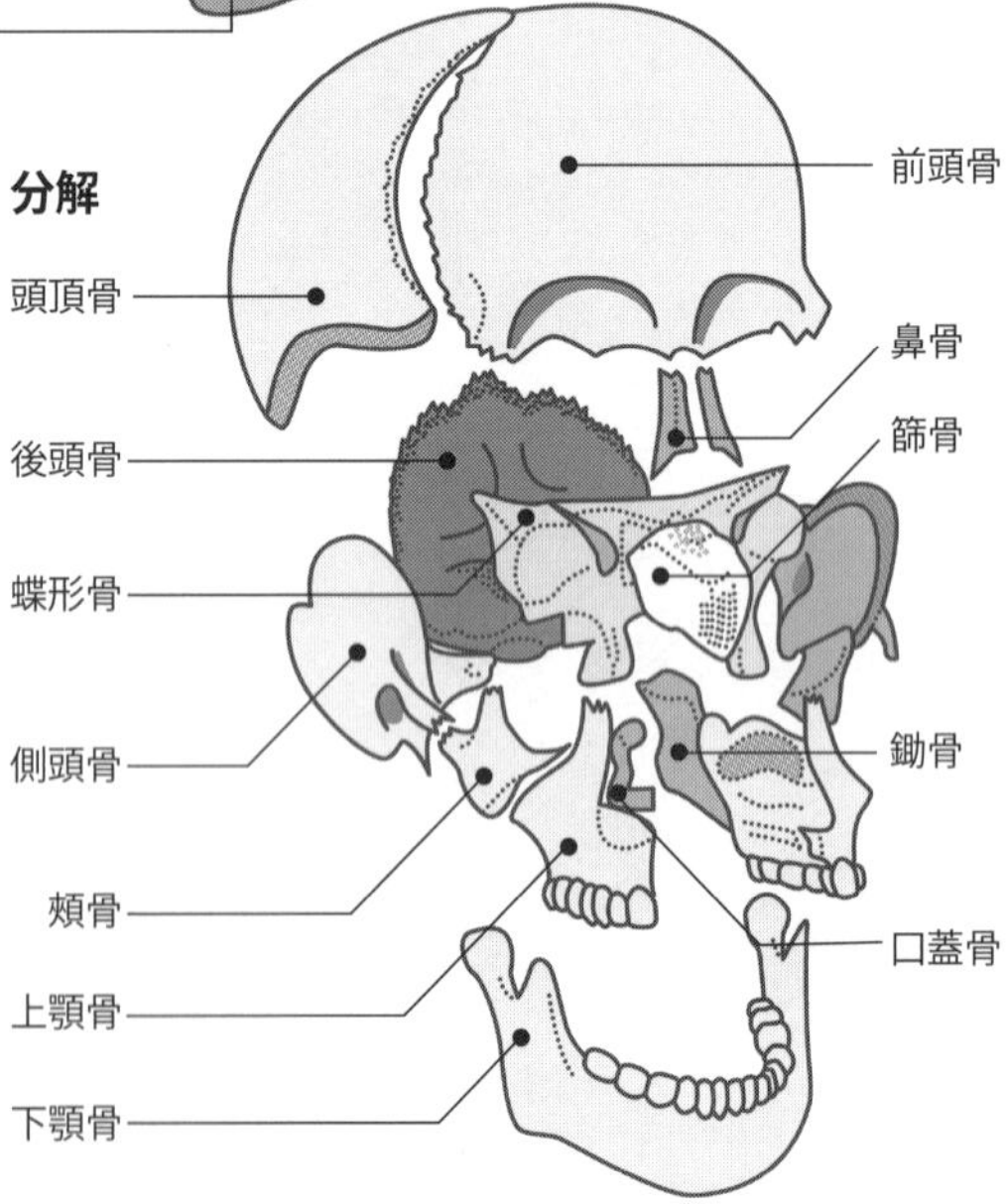

頭頂骨
後頭骨
蝶形骨
側頭骨
頬骨
上顎骨
下顎骨
前頭骨
鼻骨
篩骨
鋤骨
口蓋骨

図表⑭　顎関節のしくみ

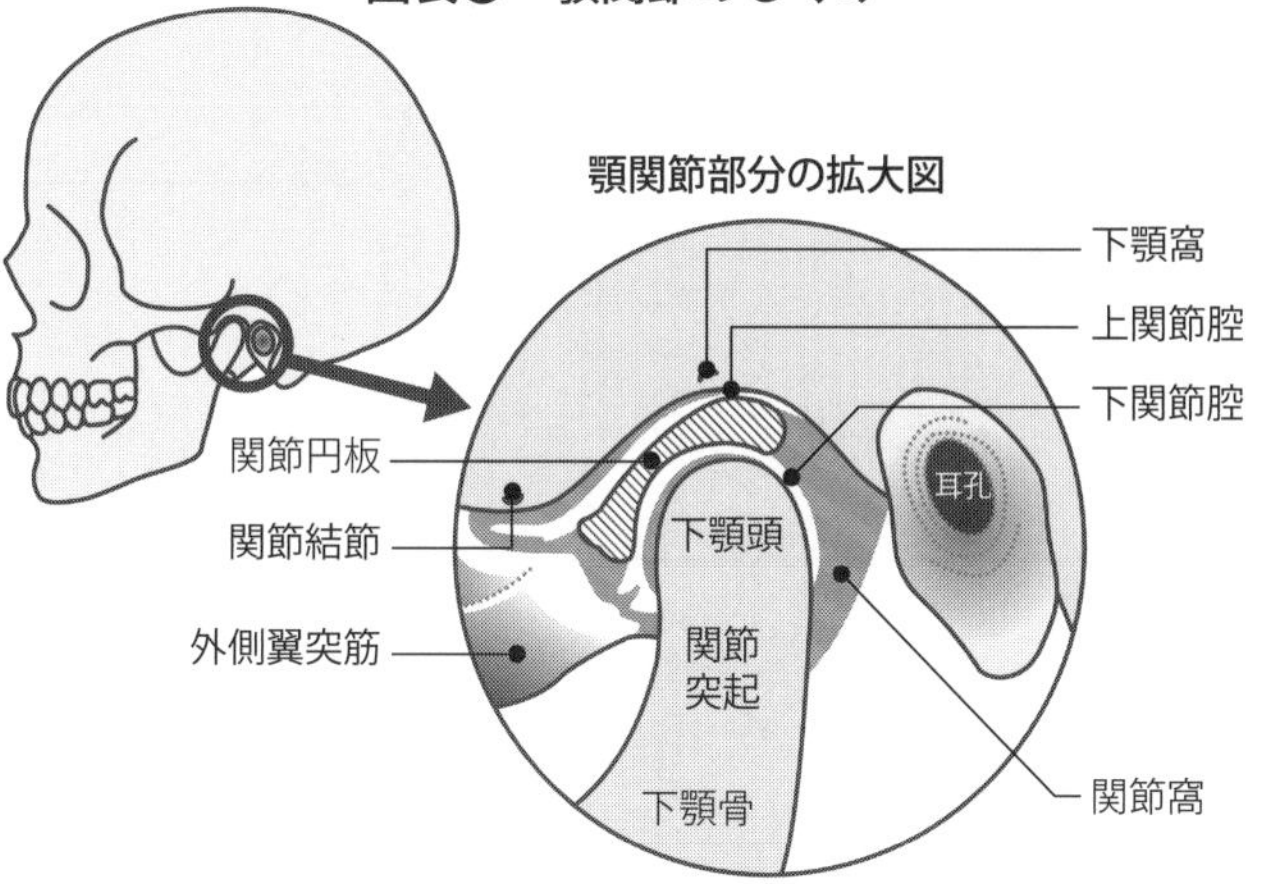

顎関節はそうした複雑な動きをしながら、口を開けたり閉めたりするたびに、毎日何千回、何万回と動いています。それでも壊れることがないのは、顎関節がテコの原理で動いているからです。

顎関節を動かすためには、筋肉が必要です。

咬筋、側頭筋前縁、外側翼突筋、内側翼突筋……。

アゴの周囲には、アゴを開閉するこれらの筋肉があります。

三叉神経は、これらの筋肉を支配しています。顎関節が正常に動くためには、三叉神経が重要なことはおわかりいただけると思います。

三叉神経が正常に働くためには、顎関

節が正常な状態にあることが重要になる……。

逆にいえば、こうもいえます。

悪いかみ合わせが神経だけでなく、頭蓋や全身の骨格にも影響する

ここで、少し考えてください。

もし、かみ合わせが悪かったらどうなるでしょうか?

側頭骨を裏から見ることが、考えるヒントになります。

側頭骨を裏から見ると、たくさんの孔があいていて、そこを神経・血管が通っています。かみ合わせが悪いと、顎関節がズレます。すると側頭骨がゆがみ、そこにあいている孔もひずんできます。当然、そこを通る神経や血管が圧迫されることにつながります。

咀嚼には唇を閉じるために動かす顔面神経(第Ⅶ神経)と、かむときには三叉神経(第Ⅴ神経)で筋肉を使い、嚥下(ものを飲み下す動作)には、舌咽神経(第Ⅸ神経)

と迷走神経（第Ⅹ神経）に舌を動かす舌下神経（第Ⅻ神経）がかかわっています。
かみ合わせが悪いと、咀嚼・嚥下のたびにこれらの神経が影響を受け、異常をきたすようになります。たとえば、舌咽神経が異常を起こせば、頸動脈小体や頸動脈洞に問題が起こります。その結果、呼吸がしにくくなったり、血圧が上がりやすくなります。

自律神経もまた、悪いかみ合わせの影響をまぬがれることはできません。自律神経は不定愁訴との関係が深く、自律神経への影響は不定愁訴の大きな原因になります。

また、顎関節のすぐ後ろには内耳神経が通っています。

これは聴覚や平衡感覚をつかさどる神経で、側頭骨の内耳孔という孔から内耳道に入っていきます。顎関節は、単に口・歯と関係があるだけではありません。聴覚や平衡感覚とも密接な関係を持っているのです。

かみ合わせが悪いと、この内耳神経を圧迫します。その結果として頭痛、めまい、耳鳴り、フワフワした浮遊感などが起き、情緒が不安定になります。

それ以外にも、鼻づまり、胃腸障害、肩こり、腰痛、頸肩腕症候群（首、肩、腕周辺の痛みやしびれ）、膝の痛み、のどの違和感、自律神経失調症など、アゴから遠く離れたところまで症状はおよびます。

図表⓯　脳神経とその出口（孔）

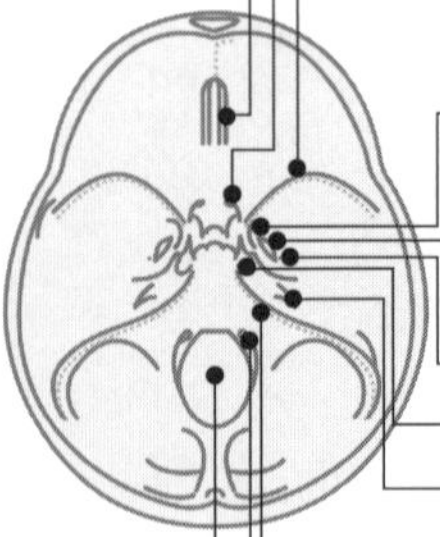

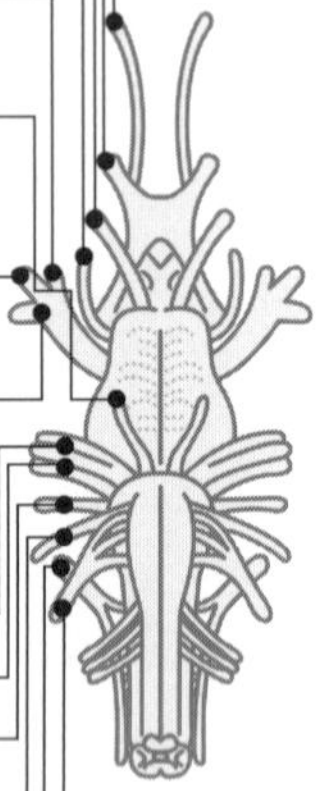

孔	頭蓋窩	通過するもの
篩板	前頭蓋窩	嗅神経（Ⅰ）
視神経管	前頭蓋窩	視神経（Ⅱ） 眼動脈
上眼窩裂	中頭蓋窩	動眼神経（Ⅲ） 滑車神経（Ⅳ） 三叉神経第1枝（V_1） （眼神経） 外転神経（Ⅵ） 上眼静脈
正円孔	中頭蓋窩	三叉神経第2枝（V_2） （上顎神経）
卵円孔	中頭蓋窩	三叉神経第3枝（V_3） （下顎神経）
棘孔	中頭蓋窩	中硬膜動脈・静脈
破裂孔	中頭蓋窩	頸動脈・交感神経
内耳孔	後頭蓋窩	顔面神経（Ⅶ） 内耳神経（Ⅷ）
頸動脈孔	後頭蓋窩	迷走神経（Ⅹ） 舌咽神経（Ⅸ） 副神経（Ⅺ） 内頸静脈
舌下神経管	後頭蓋窩	舌下神経（Ⅻ）
大後頭孔	後頭蓋窩	延髄が脊髄に移行 椎骨動脈

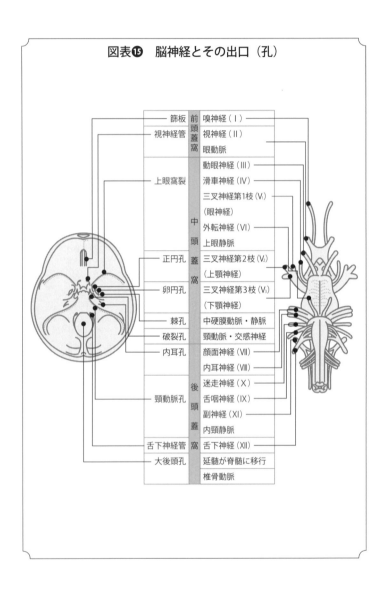

なぜ、アゴから遠い場所にまで症状がおよぶのでしょうか?

ここで重要になるのが、アゴや顎関節の位置です。

顎関節は脳に近い位置にあり、頭蓋骨と頸椎をつなぐ関節部に近いところにあります。頸椎は脊椎の上部を構成し、ここから骨盤まで背骨でつながっています。さらに、股関節を経て足の骨につながっています。

また、頸椎は頭蓋骨を支えているので、頸椎が安定しなければ頭蓋骨も安定しません。その頭蓋骨や背骨を支えているのは骨盤で、骨盤にゆがみがあれば上半身のバランスも崩れてきます。

悪いかみ合わせのために顎関節がズレたり、顎関節の左右の高さが違っていれば、頸椎もズレてきます。そこから脊椎、骨盤へと、ゆがみが連鎖していくことになります。

悪いかみ合わせは頭蓋だけでなく、全身の骨格に少なからぬ影響を与える——。

悪いかみ合わせは、ここまで大きな影響をおよぼすのです。

「もし、かみ合わせが悪いとどうなるでしょうか?」

この項の最初に、こういいました。

実は、不定愁訴に悩んでいる患者さんのほとんどに、この悪いかみ合わせが認められるのです。悪いかみ合わせこそ、不定愁訴の大きな原因と考えることができるわけです。

悪いかみ合わせは脳血流にも悪い影響をおよぼし、頭痛・肩こりを招く

かみ合わせが悪いと、脳の血流にも悪影響をおよぼします。

アゴの周囲には咬筋、側頭筋、外側翼突筋、内側翼突筋というアゴを開閉する筋肉がありました。これらの筋肉を支配しているのが、三叉神経でした。

かみ合わせが悪いと三叉神経が影響され、アゴの筋肉に過剰な負担がかかります。その負担は筋肉を緊張させ、筋肉の緊張は首の頸動脈を圧迫します。

首には、大動脈から脳に血流を流す総頸動脈が左右に1本ずつ走っていました。総頸動脈は、途中から、首の外側を通る外頸動脈と内側を通る内頸動脈に分岐しました。外頸動脈は主に顔面部に血液を送り、内頸動脈は主に脳の中に血液を送っていました。

図表⑯　外頸動脈と内頸動脈

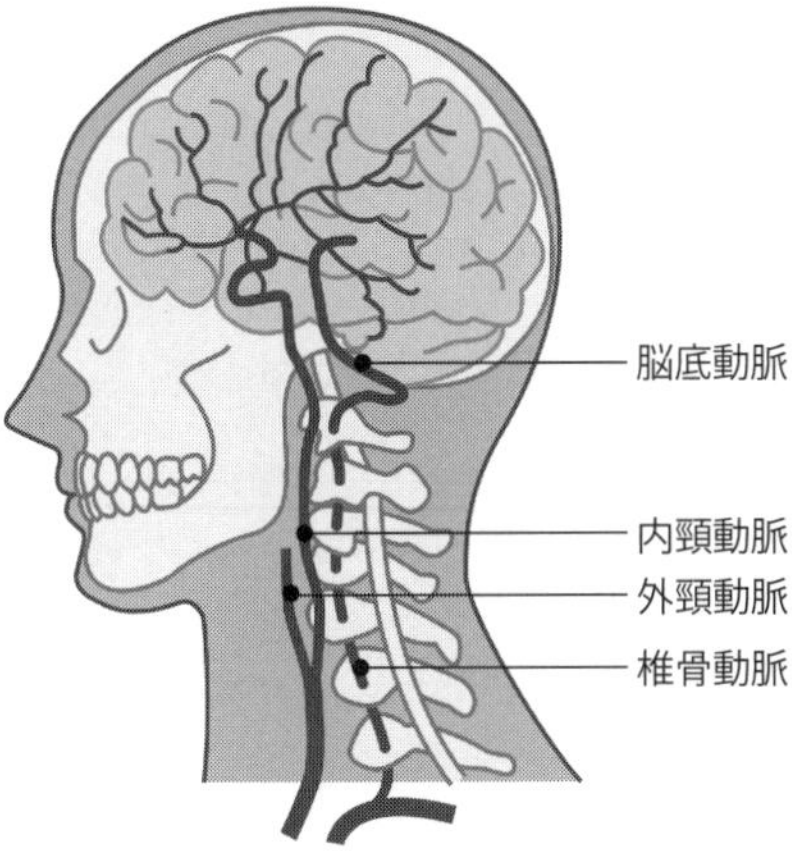

悪いかみ合わせで顎関節がズレると、頸椎も影響を受けてズレてきます。

すると、椎骨動脈（鎖骨下にある動脈）や内頸動脈が圧迫され、脳への血流が悪くなります。交感神経も過緊張になり、血管が収縮します。そのことで、脳への血流も悪くなります。

慢性頭痛（片頭痛や緊張型頭痛）は、この脳への血流の悪さが原因します。

この片頭痛は、脳自体が痛むのではありません。脳への血流の悪さが原因です。

その血流の悪さを生むのが、悪いかみ合わせによる顎関節のズレと交感神経の過緊張です。脳への血流が悪くなると、脳に酸素が十分に供給されなくなります。脳は酸欠になり、片頭痛が起こるのです。

緊張型頭痛にも、血流の悪さが関係します。

緊張型頭痛の原因は、酸性の痛みを起こす物質（乳酸など）にあります。筋肉の緊張は、脳から出る外頸動脈を圧迫します。ここにもやはり、交感神経の過緊張が加わります。

悪いかみ合わせによる顎関節のズレは、脳から出る内頸静脈や外頸静脈も圧迫します。この静脈が圧迫されて血液の流れが悪くなると、脳内に痛みの原因物質がたまります。それが痛みとなってあらわれるのです。

肩こりにも、悪いかみ合わせに起因する血流の悪さが挙げられます。

頭痛と同じく、慢性的な肩こりの多くは首の筋肉の緊張・疲労が原因です。筋肉疲労で、痛みを起こす物質（乳酸など）がつくられます。

先にもいいましたが、悪いかみ合わせから顎関節がズレると、首の筋肉が緊張します。その緊張は、頸動脈を圧迫します。交感神経の過緊張も加わり、頸動脈の流れはさらに悪くなります。脳から首につながる内頸静脈や外頸静脈も圧迫されます。

結果として痛みを起こす物質がとどこおり、肩こりを起こすのです。痛みの原因物質がとどこおると、その物質がストレスとなり、さらに筋肉の緊張を招きます。

痛みを招く物質がさらにたまり、それがまたストレスとなってさらに肩こりが……。
こうした悪循環が起こります。

乳酸がたまって硬くなった組織は、血液が通りにくくなっています。そのため、一度こりができるとなかなか治らず、こりが慢性化してしまうのです。

悪いかみ合わせ以外に、頭痛や肩こりの原因には精神的なストレスもあります。ストレスが原因の頭痛・肩こりでは、ストレスの招く自律神経のアンバランス（交感神経の過緊張）があります。

交感神経の過緊張で脳につながる動脈が収縮すると、脳が酸欠になって頭痛が起こります。また、肩の筋肉が緊張し、筋肉が収縮して硬くなります。血管が圧迫されて血行も悪くなり、肩こりを生じるのです。当然、痛みの原因物質も関係してきます。

パソコン作業で長時間同じ姿勢でいたり、不自然な姿勢を続けていたりすることも、肩こりの原因になります。肩周辺の筋肉をこわばらせて痛みの原因物質がつくられ、脳に出入りする血行の悪さがその原因物質をとどこおらせてしまうのです。

悪いかみ合わせで自律神経のバランスを崩し、不眠の原因にもなる

代表的な不定愁訴の一つに、不眠があります。不眠にも、悪いかみ合わせが関係します。

夜、眠れない……。

簡単にいうとこれが不眠症で、睡眠・覚醒障害の一種です。現実に、日本人の５人に一人は不眠の悩みを抱えているといわれています。

昼は活動し、夜は眠る……。

意識することがなくても、これが人間の自然のリズムです。

人間の身体全体の生理は、活動（オン）と休息（オフ）という自然のリズムで動いています。このオンとオフの切り替えで働いているのが、自律神経です。

日頃緊張していると、交感神経が優位な状態になります。この状態は、脳がストレスを感じている状態です。

眠っていると気づきませんが、私たちは無意識に歯をかみしめたり、歯ぎしりをし

たりしています。これらの症状を総称して、「ブラキシズム（口腔内悪習慣）」といいます。「口腔内悪習慣」といいますが、私たちにとり、歯ぎしりはそれなりの意味と効果を持っています。

中枢性のストレスに対する生体の防御反応——。

ブラキシズムは、こういわれているのです。歯ぎしりをすることで、寝ている間に脳のストレスを発散しているのです。

寝ている間にうまく歯ぎしりをするためには、かみ合わせの問題が少ないこと——。

ここは大事なポイントです。

かみ合わせが悪いと、当然、うまくかみ合わせることができません。防御反応としての歯ぎしりがうまくできず、脳のストレスは解消されません。起きていても、イライラやモヤモヤにつきまとわれます。このことで、脳はさらにストレスを受けます。それでも歯ぎしりがうまくできないため、寝ている間にストレスの解消はできません。そんな状態では、不眠になったとしても不思議ではありません。

ただし、歯ぎしりが過度になると、口の中に甚大な影響が出てきます。

歯が削れたり、歯や歯の根っこに亀裂が入ったり、歯ぐきが腫れて歯周病が悪化したりします。また、アゴが下がったり、顎関節症の原因になることもあります。

舌小帯短縮症(舌癒着症)も不眠の原因になる

かみ合わせの問題ではありませんが、口の中の問題が不眠の原因になることもあります。不眠の話をしたところで、その話も知っておいていただきたいと思います。

舌小帯短縮症(舌癒着症)……。

不眠の原因になる口の中の問題とは、このことです。

舌小帯は、舌の裏側についているヒダのことです。これが厚くて短いと舌の動きが悪くなり、舌小帯が萎縮してきます。

通常、口を閉じているときは、舌の先は上アゴについています。しかし、舌小帯が短いと舌は下顎につき、大きく広がっています。すると、寝ているときに気道をふさぎ、呼吸が苦しくなって眠れなくなります。

また、舌小帯が短いまま成長すると、舌が下の歯を押し出して受け口になったり、歯並びが悪くなることもあります。そういうケースでは、早めに舌小帯を切る治療をおこないます。

矯正治療を受けていた患者さんで、舌小帯の短いお子さんがいました。矯正中に舌小帯を切除する治療をおこなったところ、「呼吸がラクになって夜よく眠れるようになった」と、とても喜ばれました。

寝ている間に、一時的に呼吸が止まる睡眠時無呼吸症候群という病気があります。睡眠時無呼吸症候群も、この治療で改善することがあります。

授乳しているときに、赤ちゃんが泣き止まないときは舌小帯短縮症の疑いがあります。舌小帯が短いと、お乳を飲もうとして舌を出したときに、舌の動きが悪くて乳首を吸えなかったりします。また、呼吸が苦しくて、お乳が飲めなかったりするのです。

赤ちゃんは、泣くことでしか身の危険を知らせられません。泣き止まないときは注意してください。呼吸ができなくなって、突然死を起こす危険もあります。

舌小帯短縮症は、なるべく子どものうちに見つけて舌小帯の手術をするか、舌小帯を伸ばすトレーニングをおこないます。

また、歯並びを治すと、下顎が後方に落ち込まなくなります。さらに舌が動きやすくなって舌小帯の癒着が改善し、呼吸がラクになります。

悪いかみ合わせの原因こそ、悪い歯並びにある

流れで、舌小体短縮症に話が飛んでしまいました。話を元に戻します。

悪いかみ合わせは、不定愁訴を招く……。

頭痛・肩こり・不眠などを例に、先にこういいました。

悪いかみ合わせによる顎関節のズレは、頭蓋骨全体をひずませます。そのことで近くを走る神経や血管、筋肉などに悪影響が出てきます。不定愁訴は、その結果としてあらわれた症状なのです。

では、どうしてかみ合わせは悪くなるのでしょうか?

不定愁訴の原因を探るとき、ここが最も基本的で、最大のポイントになります。その答えこそ、悪い歯並びなのです。

本来、歯は真っ直ぐに生えるものです。歯にかかる力は真っ直ぐ下にかかり、より良い状態にかみ合います。それが、重心とバランスの取れた良いかみ合わせです。

ところが、歯並びが悪いと力が垂直にかかりません。まったくかみ合わない歯、一部だけ強くぶつかる歯が出てきます。これが、かみ合わせの悪い状態です。

かみ合わせが悪いと歯並びをさらに悪くし、かみ合わせもさらに悪くします。その悪いかみ合わせの影響を最初に受けるのは、顎関節です。

かみ合わせが悪くなると、アゴを動かす筋肉がうまく動かなくなります。テコの支点である顎関節に過剰な負担がかかり、顎関節がうまく機能しなくなります。神経も筋肉も、本来の動きができなくなります。

それでも、日常生活では顎関節を使わなければなりません。悪いかみ合わせのまま無理に使おうとしたり、無理に使い続けていたりすると、顎関節が次第にズレていってしまうのです。

顎関節にかかる負担は、かみ合わせの異常の程度によります。

かみ合わせの機能を測るスケールが、良好な1から最悪な10まであるとすると、1に近いのか10に近いのかで、顎関節にトラブルを起こすリスクが異なってきます。当然、10に近いほうがそのリスクは高くなります。

また、前歯よりも奥歯のかみ合わせが悪いと、そのリスクはさらに高くなります。奥歯は顎関節に近いため、顎関節は奥歯のかみ合わせの影響を強く受けるからです。

しかし、かみ合わせだけが顎関節トラブルの原因ではありません。筋肉のバランスが崩れても、顎関節トラブルになります。

たとえば、脚のふくらはぎの筋肉にこわばりがあり、股関節に痛みのある場合です。

この場合、自律神経が緊張して全身の筋肉が硬くなり、バランスが悪くなります。その影響を受けて顎関節の筋肉も硬くなり、顎関節に負担がかかります。そこから、顎関節にトラブルが生じ、不定愁訴の原因になることもあるのです。

予防策として、ストレッチボードのような斜面板でふくらはぎの筋肉をストレッチすると、筋肉の伸展の制御をしている筋線維の許容範囲が大きくなって、全身の筋肉がやわらぎます。かみ合わせの筋肉群もやわらかくなって、顎関節のトラブルを解消することも多々あります。

第2章

抜かない・削らない矯正か、抜く・削る治療か、その選択が未来を分ける

不定愁訴は「歯のことを考えましょう」というシグナル

前章の話は解剖学的なもので、少し難しかったかもしれません。私がいいたかったポイントは二つあります。

あなたの不調の原因は、歯並びにあるかもしれません。不定愁訴は、「歯を考えてみましょう」という体からのサインであり、警告でもあります。

これが、第1のポイントです。

悪い歯並びとかみ合わせなど、構造の崩れは、頭痛・肩こり・不眠といった不定愁訴の大きな原因になる。歯に起因する不定愁訴は、歯から治すことが大切になる——。

第2のポイントが、ここです。

昔から、「歯は万病のもと」といいます。

現代のように医学が発達していなかった時代は、むし歯の多い人、歯が欠けている人、歯並びが悪い人は、元気がなかったり、何かしら病気を持っていました。現代でもそれは変わらず、原因不明の不調は歯に起因している可能性が高いのです。

症状（結果）には、必ず原因があります。原因のない心身の不調はありえません。

検査の画像や数値には出ていなくても、必ずどこかに症状を引き起こす原因があるはずです。

ものごとには、それに合った機能と形態があります。一般的に、形態が崩れると機能も落ちていきます。

たとえば、自動車のタイヤが三角や四角になったら、どうでしょう。スムーズな走りは望めませんし、スピードも出ないでしょう。三角や四角のタイヤは形態の崩れ、スムーズでない走りや出ないスピードは機能の低下です。

歯も同じです。形態（歯並びやかみ合わせ）が崩れると機能が低下し、身体にひずみを生じます。

知らず知らずのうちにそのひずみがたまっていくと、心身に何かしらの症状が出てきます。それが頭痛・肩こり・不眠といった不調、辛い不定愁訴なのです。

不定愁訴の原因には、ストレスや生活習慣もあります。そこに悪い歯並びやかみ合わせが重なると、症状はもっとひどくなります。

ストレスや生活習慣に問題はないか？　歯並びやかみ合わせに問題はないか？——。

こうした姿勢や考え方こそ、不定愁訴の根本的解消につながると私は考えています。

あなたの生活習慣はどうですか？　歯並びやかみ合わせはどうですか？

歯にはそれぞれの役割があり、不必要な歯は1本もない

「私の頭痛や肩こり、不眠は歯並びに問題があるのかもしれない」

ここまでの話で、頭痛・肩こり・不眠などに悩んでいる方は、きっとこう思われたことでしょう。普段から歯並びが気になっている方は、なおさらでしょう。

そこで、次に浮かぶ考えはこうなります。

「歯並びを治せば頭痛や肩こり、不眠は治るかもしれない。歯ぎしりもうまくできて、脳のストレスも解消できる。歯並びもキレイになるから、一石三鳥になる」

確かに正しい考え方ですが、そのあとの選択が運命の分かれ道、未来を左右します。

「わかりました。ご要望に沿うために、第1小臼歯を4本抜いて治療しましょう。キレイな歯並びになりますよ」

あなたが矯正歯科の門を叩いたとき、目の前の歯科医師がこう言ったとします。

健康な第1小臼歯を抜く治療は、見た目を最優先する治療です。そうした歯科治療では歯を口の中に収め、前歯（正面の中切歯から側切歯、犬歯までの左右6本）をキレイに並べると治療は終わる場合が多いようです。

確かに、小臼歯を抜けば、見た目はキレイになります。私は見た目も否定はしませんが、歯は臓器です。「かむ・食いちぎる・すりつぶす」ことだけを歯の働きと思われるかもしれませんが、さまざまな生体機能を担っています。

歯は28本（親知らずを除いて）そろっていて、本来のあるべき姿です。それぞれの歯には、それぞれ特有の機能があります。機能が異なるため、歯にはその機能を果たすための形の違いがあります。

不必要な歯は、1本もない。28本の歯がそろっていて歯の機能は十分に果たされ、健康が維持される——。

矯正を受ける前に、ここをしっかり理解しておいていただく必要があります。

※矯正とは：『広辞苑』には、「欠点を直し、正しくすること」とある。「歯科矯正」とは、外科的な処置を伴わないで、元の状態に戻すこと。

抜く治療は生体バランスを崩し、不調をひどくすることがある

歯が28本そろっていたとしても、崩れてしまった歯並びは十分に機能を発揮できません。生体バランスも崩します。

その歯並びを本来のあるべき姿に戻すことで、本来の機能と生体バランスは整います。頭痛・肩こり・不眠が消えても、決して不思議ではないのです。

矯正は、生体を元に戻すこと。そのために、歯を頭蓋全体から見た位置に直す。その方法が歯並びという形態を直し、かみ合わせを本来の正しい位置に戻すこと。そうすれば頭蓋や顎関節のズレがなくなり、生体の機能も本来の姿に戻る――。

矯正について、私はこう考えています。

目が痛い、鼻が通らない、呼吸がしづらい、耳がよく聞こえない、眠れない……。当院の患者さんの多くで、矯正後にこうした症状が消えています。理由は明らかです。

矯正により、悪い歯並びによって顎関節がズレて起きている頭蓋全体のゆがみが取れ、本来の姿に戻った――。これ以外にありません。

結果として、脳頭蓋から出ているさまざまな神経や血管の孔のひずみも少なくなります。神経や血管への圧迫が取れ、頭痛や肩こり、めまいや耳鳴りといった不定愁訴は改善していきます。三叉神経も正常に機能し、他の脳神経も安定的に働くようになり、脳神経の乱れに由来する不定愁訴も改善していきます。

また、かみ合わせが本来の姿に戻ると、全身のバランスが整い、自律神経のバランスも整ってきます。実際、咀嚼が自律神経のコントロールに寄与するという研究結果もあります（日本咀嚼学会雑誌 VOL.16, 2006, no.2)。

抜いて歯を動かす治療では、不定愁訴は改善されにくいようです。そればかりか、頭痛・肩こり・不眠といった不調をもっとひどくするリスクすらあります。生体のメカニズムやバランスを考えていない治療になっているからです。

歯を4本も抜くと、歯を支えている骨（歯槽骨）がやせ、全体にかむ機能が落ちます。骨がやせればかみ合う高さも足りなくなり、かみ合わせも悪くなります。周りの歯も傾き、これもかみ合わせをさらに悪くする要因になるからです。

生体バランスを回復する抜かない矯正か、生体バランスをさらに崩す抜く治療か。ここが、矯正による未来の分かれ道の大事なポイントです。抜く治療を受けてさらに不調が増幅してしまった患者さんは、どうするでしょうか？

困った患者さんは、別の矯正医に再治療を受けることになります。実は、当院に来院される患者さんにこうした方もいます。一度矯正治療を受けて不調がひどくなると、その改善には時間もお金もかかります。

抜かない矯正にしても、ただ抜かなければ良いというものではありません。人は一人ひとり、骨格も筋肉の使い方も違います。どんな人でも、その人の骨格や筋肉の動きにいちばん適応した歯の位置、形、歯並びがあるはずです。それは画一的なものではありません。その人の骨格に対して、歯やアゴはどうあるべきか……。抜かない矯正でも、ここが大事なポイントです。

その矯正医は矯正についてどう考え、どういう矯正法をおこなっているか……。歯並びを良くすることと不定愁訴の解消を願うなら、最初にここをしっかりと知り、正しい選択をしなければならないのです。

「抜いたり、削ったりしないと前歯が出る」と言われた場合、その先生の矯正技術力が不足している可能性があります。必ずそのようにならない技術のある先生もいらっしゃるはずです。

できるだけ、「抜く・削る・安い」の安易な治療は避けることをおすすめします。

なぜ、健康な小臼歯を抜く治療がおこなわれるのか？

では、歯並びの矯正のために、なぜ健康な第1小臼歯（まれに第2小臼歯）を4本も抜くのでしょうか？

第1小臼歯は、上下で4本あります。理由はいろいろ考えられますが、第1小臼歯を抜くと見た目にスペースができます。空いたそのスペースを使うと、前歯（正面から中切歯、側切歯、犬歯までの左右6本）がキレイに並べられるからです。

実際に健康な第1小臼歯を抜いて矯正をすると、前歯がダイナミックに動きます。見た目が劇的に変わり、患者さんの満足度も大きくなります。ただし、のちのちにはさまざまな問題が出てくることがあります。

治療する歯科医にとっても、技術的にそれほど難しいものではありません。見た目を重視する患者さんも、説得しやすいものです。健康な第1小臼歯を抜くことは、患者さんにとっても、歯科医師にとっても、非常に好都合だったのです。

いまは、むし歯になってもなるべく削らない・抜かない治療がおこなわれていま す。削ること、抜くことは、その人が本来持っていた口の中の状態とは異なる状態にしてしまうからです。生体への悪影響が危惧されているわけです。

むし歯治療でもそうした現実があるのに、美容を優先する場合には歯を抜いてしまいます。どれほど歯がキレイに並んでいても、健康な歯を4本も抜いた新しい歯並びは、その人がもともと持っている歯並びとは違うのではないでしょうか。

健康な小臼歯を抜いて歯を動す治療を、教科書的には、「便宜抜去」といいます。便宜とは、「間に合わせ的」という意味です。

抜歯せずに歯並びを良くし、歯の機能を取り戻す——。

このことで生体バランスは整い、高いQOL（生活の質）も保たれます。加えて、いろいろな不定愁訴を改善することも、全身状態を良くすることもできるのです。

抜かない矯正❶　前歯の歯並びもキレイになる

私がおこなっている矯正は、健康な歯を抜いたり削ったりしません。それでも歯並びはキレイに整い、頭痛・肩こり・不眠などの不定愁訴も解消されます。

「小臼歯を抜かないと、スペースができないんでしょう？　抜かずに、歯並びを整えることができるの？」

この疑問はもっともです。もっともですが、歯並びが悪くなる原因をお話しすると、抜かなくても矯正できる理由をわかっていただけると思います。

歯並びで最も気になる部分は、前歯（中切歯、側切歯、犬歯までの左右6本）です。

前歯の悪い歯並びの最大の原因は、奥歯にある——。

まず、このことを理解してください。

健康に成長している子どもなら、歯の発育カーブとアゴの骨の成長カーブはだいたい決まっています。乳歯が生えそろう頃には、それに見合った大きさのアゴになります。永久歯が生えそろう頃、歯が十分に並ぶ大きさのアゴに成長していきます。

最初に生える永久歯は下の第1大臼歯で、別名「6歳臼歯」と呼ばれています。

6歳臼歯は第2乳臼歯のあとに生えます。そのあと、中切歯から小臼歯まで順次、乳歯から永久歯に生え変わります。このとき、アゴの大きさがポイントになります。

乳歯から永久歯に生え変わるとき、乳歯はその下に育っている永久歯に押されるように抜けます。乳歯が抜けると、永久歯が頭を出します。

ところが6歳臼歯が生えるとき、アゴの奥行きのスペースが小さいとどうでしょう。

図表⑰　乳歯と永久歯の萌出時期

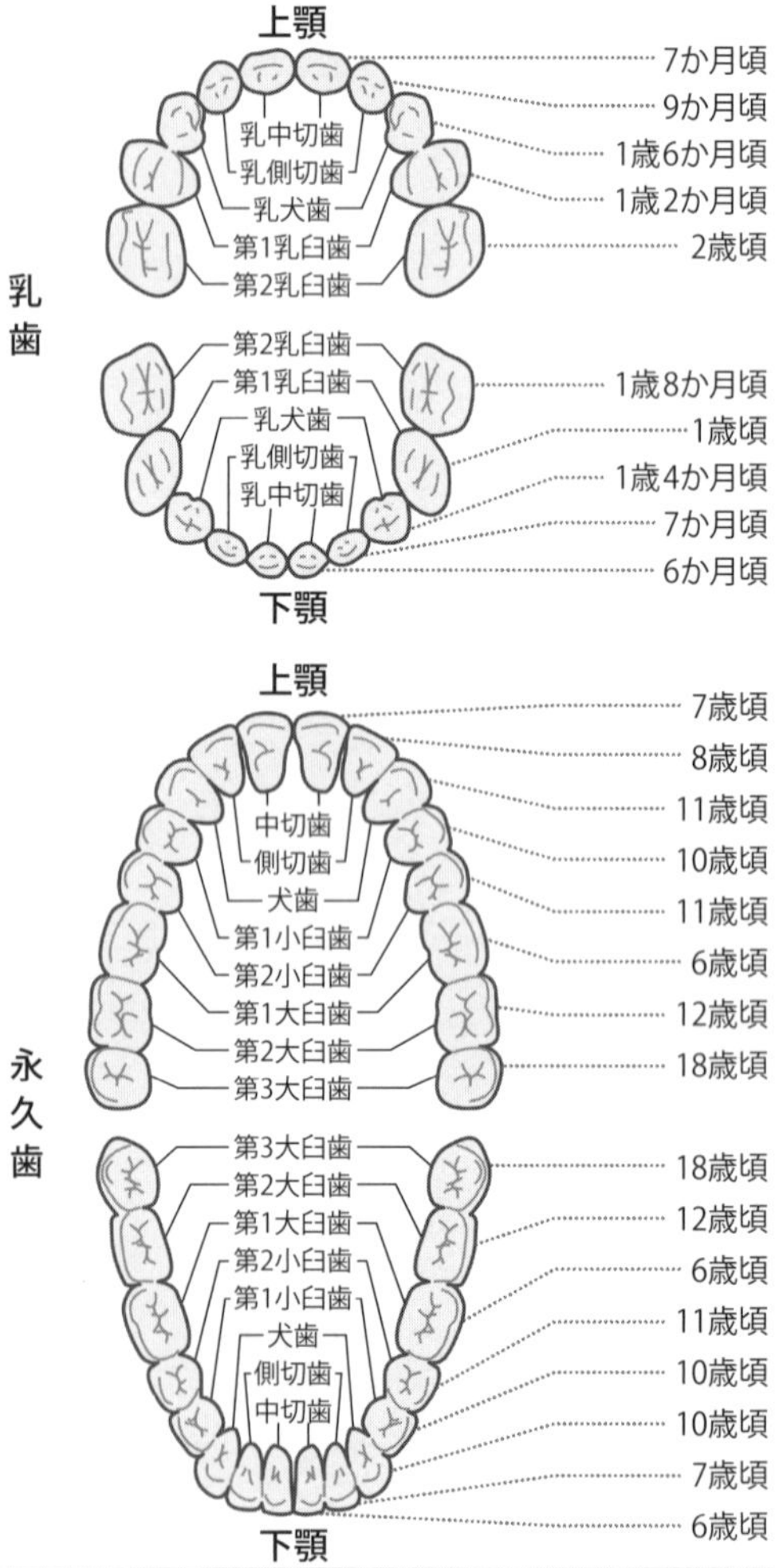

図表⑱　正常な第1大臼歯と異常な第1大臼歯

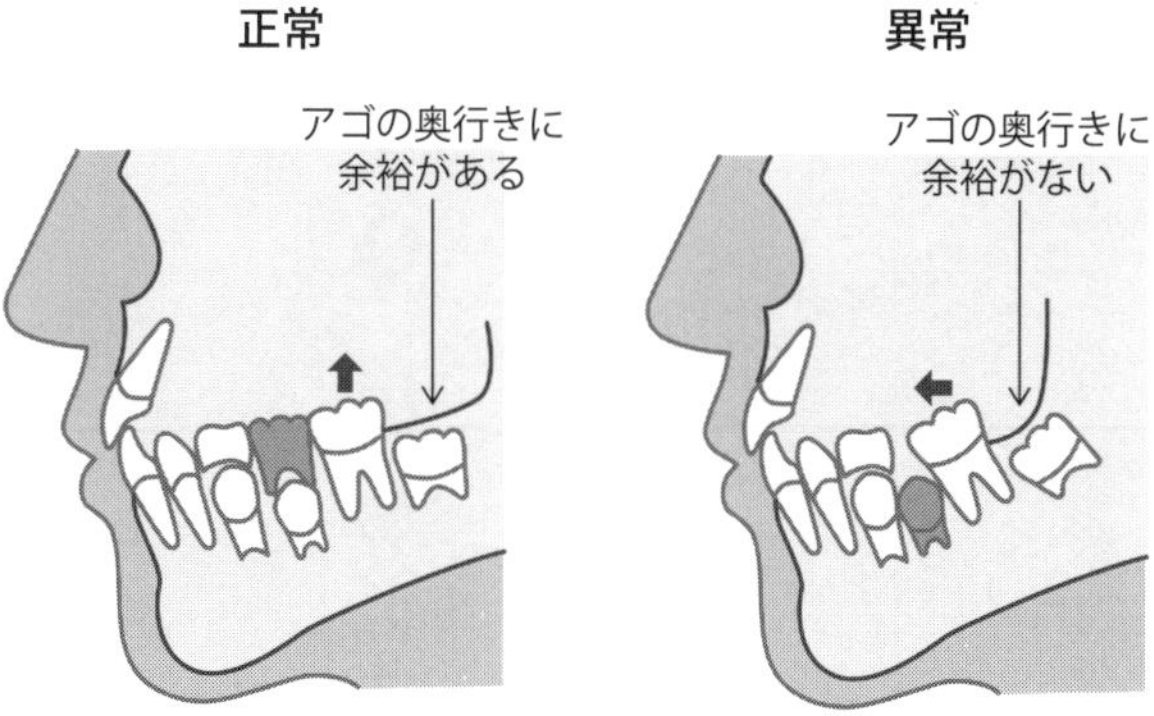

その前に生えている第2乳臼歯の根っこが押され、徐々に前に傾きながら押し出されていくことになります。すると、第1乳臼歯や乳犬歯もその影響を受け、押しくらまんじゅうのように前に押し出され、傾きながら生え変わるのです。

犬歯は、小臼歯と前歯にはさまれています。犬歯はスペースが足りず、歯の列から飛び出すことになります（八重歯）。前歯が重なったり斜めに生えると、乱ぐい歯になってしまいます。

6歳臼歯のうしろにスペースがなければ、小臼歯のあとに生えてくる第2大臼歯や第3大臼歯（親しらず）も、真っ直ぐに生えることができません。6歳臼歯がこの影響を受けると、前歯へのしわ寄せはますます大きくなります。

私の「抜かない矯正」は、奥歯に着目します。倒れている奥歯を真っ直ぐに起こしてあげれば、前歯をキレイにそろえるスペースができるのです。

抜かない矯正❷ 出っ歯や受け口、開咬もキレイに治る

出っ歯や受け口も、奥歯に問題があって起こります。

かみ合わせの良い歯は、だいたい同じ高さに並んでいます。かみ合わせの面は平らです。

ところが、現代人の多くは、かみ合わせの面が持ち上がったり、垂れ下がったりしています。それが出っ歯や受け口、開咬の原因になります。

かみ合わせ面の持ち上がりとは、前歯に比べ、奥歯のほうが上がっていることをいいます。垂れ下がりとは、前歯に比べ、奥歯のほうが下がっている状態です。このかみ合わせ面の持ち上がり、垂れ下がりにも、アゴの大きさが関係しています。

アゴの奥行きが小さく、奥歯が並ぶだけの十分なスペースがないと、歯と歯がこす

図表⑲　咬合平面の変化

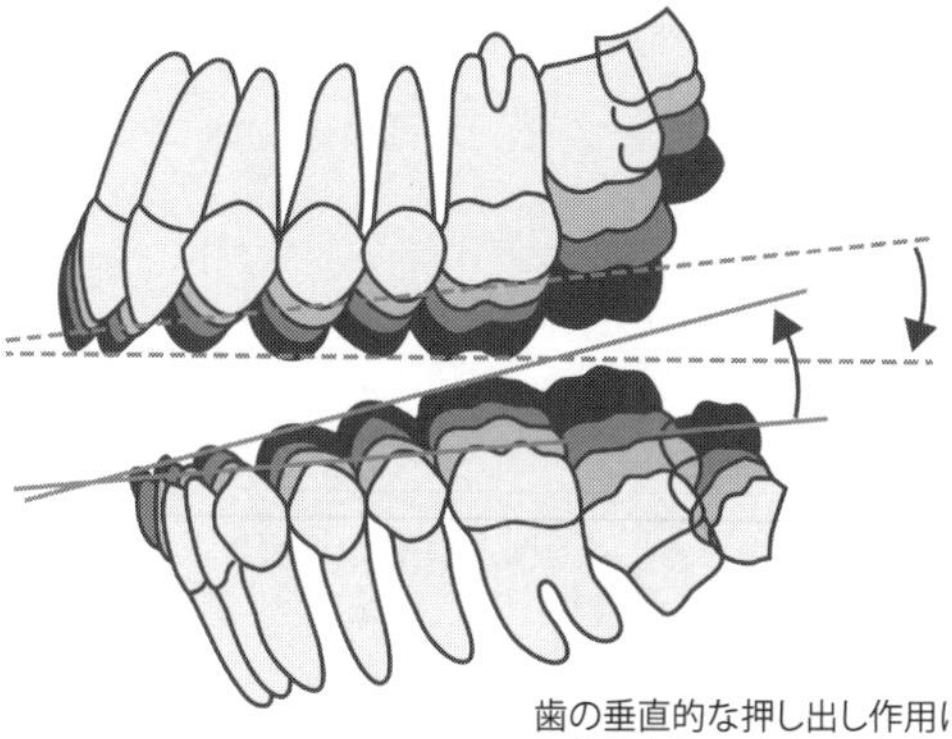

歯の垂直的な押し出し作用によって大臼歯部に咬合干渉が起こり、咬合平面が変化する

れ合いながら生えてくることになります。そのためにかみ合わせ面が持ち上がったり、垂れ下がったりしてしまうのです。

たとえば、出っ歯です。出っ歯は、かみ合わせ面の持ち上がりによって起こります。上の奥歯が下りてこないと、徐々に下の奥歯が持ち上がります。上下の歯が不正に当たり、下顎はうしろに引っ込みます。下顎は前方に成長するのを妨げられ、相対的に上のアゴが出てしまいます。それが出っ歯になるのです。

反対に、受け口や開咬は、かみ合わせ面の垂れ下がりによって起こります。下顎の成長期に上の奥歯が下がると、下顎を前に出すように動かさないと、ものが

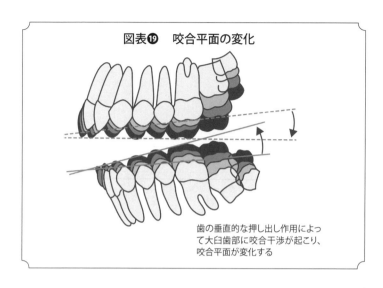

図表⑳　咬合平面の変化と下顎の適応①

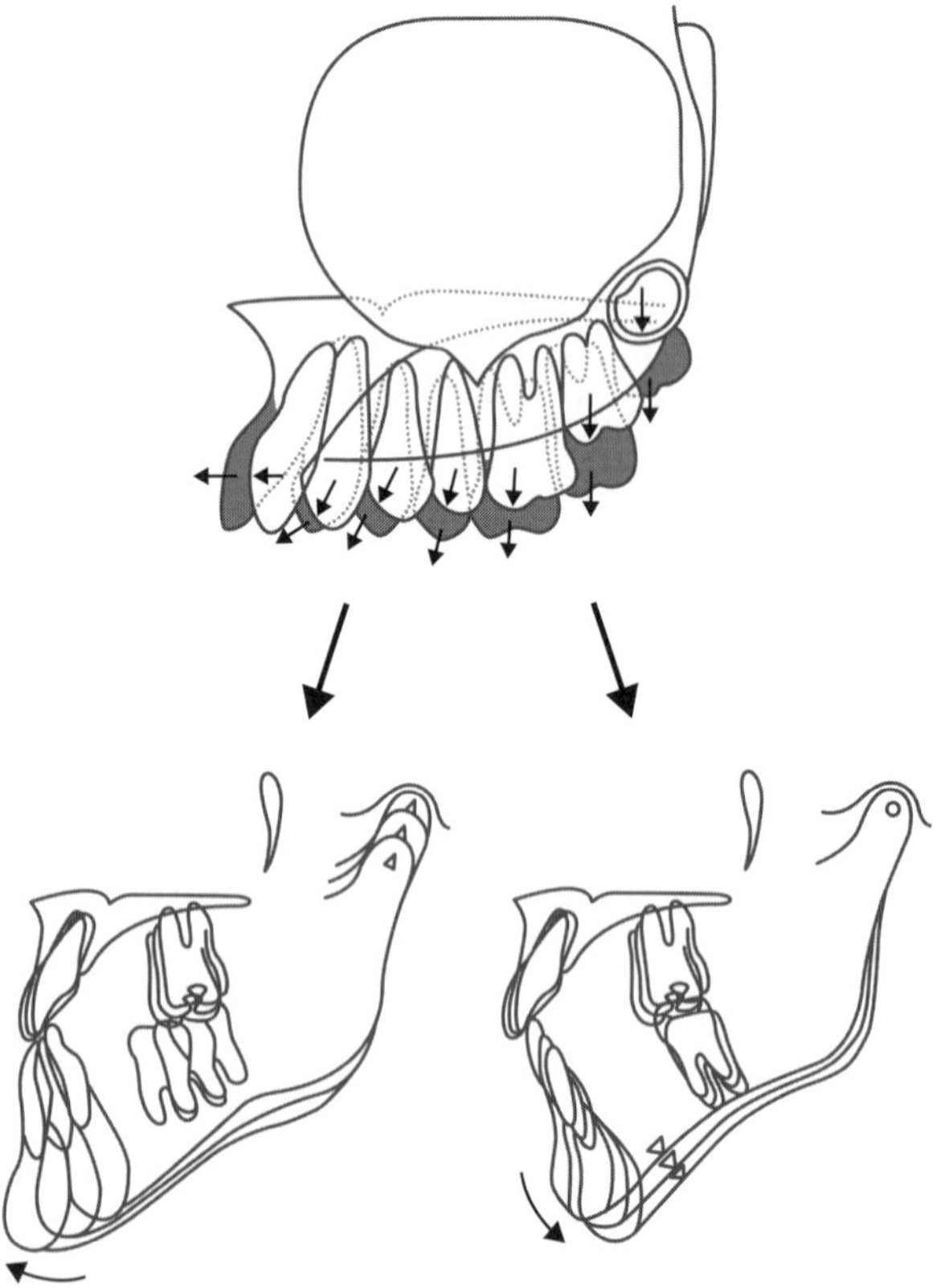

下顎の成長期に咬合平面が下がると、下顎前突（受け口）になる

下顎の成長が止まってから咬合平面が下がってくると、開咬になる

図表㉑　咬合平面の変化と下顎の適応②

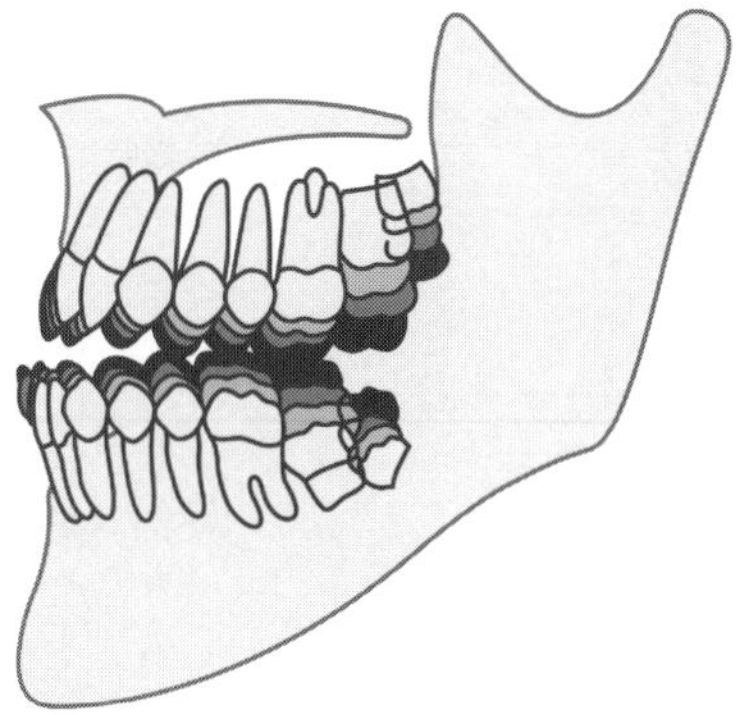

前方回転を伴う転位によって咬合を適合させるため、
下顎前突（受け口）になる

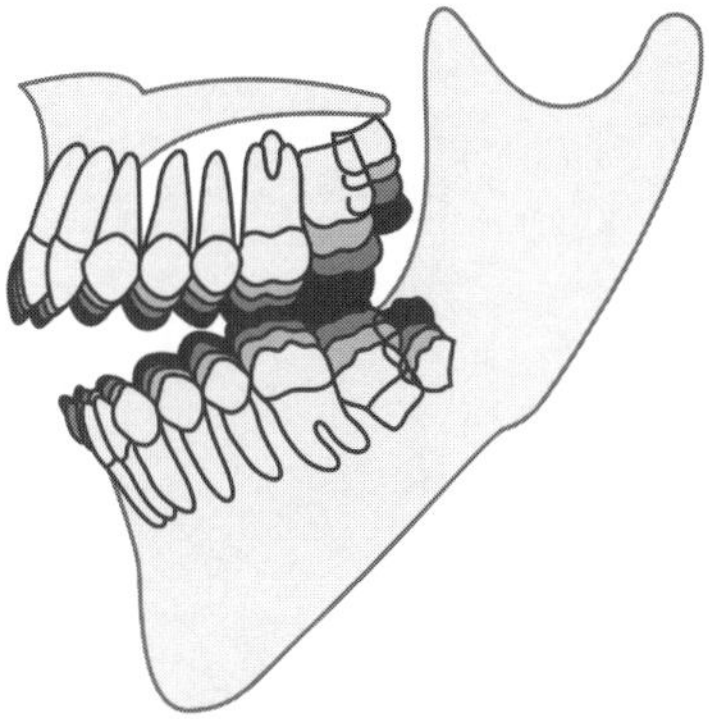

前方転位が困難な場合は、
後方回転によって咬合を適合させ、開咬になる

上手にかめなくなります。すると下顎が前に出て、受け口になります。下顎の成長が止まってから上の奥歯が下がると、前歯がしっかり閉じなくなります。これが開咬なのです。

出っ歯や受け口、開咬も、倒れた奥歯が原因です。倒れた奥歯を真っ直ぐに立て、かみ合わせ面の持ち上がりや垂れ下がりを修正すれば、出っ歯や受け口、開咬もキレイに治すことができるのです。

本来の健康な姿に戻す「抜かない矯正」なら明るい未来が開ける

私のおこなっている矯正は、本来の健康な姿に戻す「抜かない矯正」です。**悪い歯並びの最大の原因である奥歯を真っ直ぐに立たせる。そのことで、乱れた歯並びを少しずつ三次元的に元の位置に戻す——。**

私の非抜歯矯正のポイントです。

奥歯を立たせて歯並びを治す矯正は、原因除去療法ともいえます。

歯並びを悪くしている原因を取り除き、アゴを正しい位置に安定させます。正しいかみ合わせの高さにそろえると、上下の歯が真っ直ぐかみ合うようになります。

理屈は非常にシンプルです。歯並びという形態を治すことで、かみ合わせを本来の正しい位置に戻します。すると、歯の機能も生体の機能も本来の姿に戻り、頭痛・肩こり・不眠といった不定愁訴も消えるのです。


「抜かない矯正」なら、健康と美の二兎が手に入る――。


よく、「二兎を追うもの一兎も得ず」といいます。

抜く治療（美容形成）は、美という一兎は得られます。しかし、健康は得られないことがあります。私の「抜かない矯正」は、健康と美の二兎を手に入れることができます。そこから、明るい未来が開けます。

この「抜かない矯正」の誕生には、「佐藤理論」との出会いがありました。この理論は、神奈川歯科大学の佐藤貞雄教授（当時）が提唱された理論です。

倒れた奥歯が悪いかみ合わせの原因になっている……。

佐藤先生のこの発見は、私にとっても目からウロコが落ちる思いでした。悪い歯並びの原因が奥歯にあるとは、当時、誰も思っていなかったからです。

健康な歯を抜かない矯正を模索していた私は、佐藤先生の研究会に入会しました。先生から直接理論を学び、それに基づく抜かない矯正治療の基本技術を習得しました。その後も研究を続け、その集大成が本来の姿に戻す「抜かない矯正」なのです。

佐藤先生との出会いがなければ、私は本来の姿に戻す「抜かない矯正」を考案できなかったでしょう。あるいは、矯正医として挫折していたかもしれません。

当院には、別の矯正歯科で健康な小臼歯を抜いた患者さんもまれに来院されます。調子が悪くなり、再矯正を求めて来院されるわけです。この場合、奥歯を立ててスペースをつくると、小臼歯を抜いた分、スペースの空くことがあります。

最近は、非常にすぐれた補綴物（入れ歯）が登場しています。空いたスペースをこの入れ歯で補ってあげると、本来のあるべき歯並びが再現できます。ただし、いったん抜いてしまった以上、本来のあるべき姿に完全に戻すことはできません。

最初にどこで矯正治療を受けるか、その治療は小臼歯を抜かない矯正かどうか……。前にもお話ししましたが、ここは未来の大きな分かれ道になるのです。

ただし、歯並びやかみ合わせを治せば、すべての症状が良くなるわけではありません。あくまで、歯に由来する症状が改善するということです。

歯並びやかみ合わせを治しても良くならないようなら、ほかの病気が隠れている可能性があります。ここは、注意していただきたいポイントです。

第3章

東洋医学から悪い歯並びと、頭痛・肩こり・不眠の関係を見る

東洋医学を学ぶために鍼灸専門学校に通い、国家資格を取得する

東洋医学は、頭痛・肩こり・不眠に対する私の第二のアプローチ。その話は第3章でしたいと思います――。

プロローグで、こう述べました。本章では、その東洋医学の話をします。

実は、大学時代から東洋医学に関心がありました。

20代の頃からは、鍼灸の講習会に出るようになりました。講習会では、鍼治療だけでいろいろな症状が簡単に治るのを目の当たりにしました。

そうした光景を目にするたび、東洋医学への興味はふくらんでいきました。ただこれまでは矯正治療が忙しく、本格的に東洋医学を勉強する時間が取れませんでした。

悪い歯並びを矯正すると、患者さんの不定愁訴が消える。東洋医学では、歯並びと不定愁訴の関係をどうとらえているのか……?

矯正で不定愁訴が消えた数多くの患者さんと接するうち、この思いがどんどん広がっていきました。そこで、東洋医学を本格的に学ぼうと決心したのです。

不定愁訴に長く悩んだ患者さんの中には、矯正しても、不定愁訴が完全に消えない方もいる。そうした方に、東洋医学的に何か良い方法はないのか……？

東洋医学を学ぼうと決心した背景には、この思いもありました。

昼間は治療があるため、診察をやめるわけにはいきません。夜間部に3年間通い、無事に鍼灸師の国家資格を取得しました。

勉強の結果、東洋医学と西洋医学の両方の目で患者さんを見ることができるようになりました。そのことで、矯正治療に対するアプローチはずいぶん変わりました。

患者さんの症状を歯からだけでなく、全身から俯瞰《ふかん》（客観的に物事の全体像をとらえること）する——。この姿勢が、私の矯正治療の根本になったのです。そのことで、いままで以上に患者さんの不調が改善するようになったと実感しています。

不定愁訴予備軍（未病）の方にも、私はこの姿勢を堅持しています。

歯並びとかみ合わせに問題はあるが、不定愁訴を発症していない人——。

プロローグの繰り返しになりますが、これが未病の方です。

未病の場合、発症予防のために東洋医学を活用することになります。東洋医学では、これを「未病治」といいます。未病治《みびょうち》でも、東洋医学は効果を発揮してくれている実感があります。

東洋医学は万物を五要素の構成と考える

歯やかみ合わせがいかに健康にとって大切なものか……。

ここまで、何回か述べてきました。

東洋医学でも、歯は非常に重要なものとしてとらえられています。その話も織り込みながら、東洋医学の基礎を少しだけお話ししたいと思います。

東洋医学の五行学説では、万物は五要素で成り立っていると考えます。

木・火・土・金・水……。

これが、万物を成り立たせる五要素（五行）です。東洋医学では、この五行に五臓五腑を当てはめます。

◎五臓……肝・心・脾・肺・腎

◎五腑……胆・小腸・胃・大腸・膀胱

「五臓六腑にしみわたる。この一杯はたまりません」

夏に冷えたビールなどを飲むと、思わずこんなことが口をついて出ます。

この五臓六腑は、もともと東洋医学の言葉です。六腑は「胆・小腸・胃・大腸・膀胱・三焦」を指しますが、このうちの三焦は含まれないため五腑になっています。

また、東洋医学では、この五行に自然界の「五色」、「五味」、「五気」、「五季」を当てはめます。

◎五色……青・赤・黄・白・黒
◎五味……酸・苦・甘・辛・鹹
◎五気……風・熱・湿・寒・燥
◎五季……春・夏・長夏・秋・冬

人体に関することがらも、五行に当てはめられています。

◎五志(感情)……怒・喜・思・憂・恐
◎五竅(感覚)……目・舌・唇・鼻・耳
◎五主(器官)……筋・脈・肉・皮・骨

こうした東洋医学の世界をあらわしたものが、「五行色体表」です。

万物は「相生」と「相克」という関係にある

五行学説では、五行と五臓五腑と自然界、それに人体を次のように関連づけています。

◎木……肝・胆・目・筋・春・風・青・怒・酸
◎火……心・小腸・舌・脈・夏・熱・赤・喜・苦
◎土……脾・胃・唇・肉・長夏・湿・黄・思・甘
◎金……肺・大腸・鼻・皮・秋・寒・白・憂・辛
◎水……腎・膀胱・耳・骨・冬・燥・黒・恐・鹹

東洋医学では、木・火・土・金・水という五つの物質の間に、「相生《そうせい》」と「相克《そうこく》」という関係があるとしています。

◎相生……木→火→土→金→水の関係。「木が燃えて火を生じ、火が灰となって土を生じ、土の中で金が生じ、金属に水滴が生じ、水から木が生じる」という考え方
◎相克……木→土→水→火→金の関係。「木は土から奪う、土は水を奪う、水は火を消す、火は金を溶かす、金は木を切る」という考え方

図表㉒　五行色体表

	五行	木	火	土	金	水
五行と関連する身体の部位	**五臓**（心包を加えて六臓と呼ぶこともある）	肝	心	脾	肺	腎
	五腑（五臓に対応する腑）	胆	小腸	胃	大腸	膀胱
	五官（五臓の病気が現れる部位）	目	舌	唇	鼻	耳
	五主（五臓のつかさどる臓器）	筋	脈	肉	皮	骨
	五液（五臓が病んだときに変化がある分泌液）	涙	汗	涎	涕	唾
	五華（五臓の変調が現れる部位）	爪	面	唇四白	毛	髪
	五神（五臓に宿る精神）	魂	神	意	魄	志
五臓に変調を招く	**五季**（五臓が属する季節）	春	夏	長夏	秋	冬
	五悪（五臓が嫌う外気）	風	熱	湿	寒	燥
	五労（五臓を病みやすくする動作）	行	視	坐	臥	立
五臓が変調した際の症状	**五色**（五臓変調の際の皮膚の色）	青	赤	黄	白	黒
	五志（五臓変調の際の感情）	怒	喜	思	憂	恐
	五動（変調時に見られる症状）	握	憂	噦	咳	慄
	五病（変調時に見られる動作）	語	噫	呑	咳	欠
	五臭（変調時の体臭・口臭）	臊	焦	香	腥	腐
	五味（変調したときに好む味）	酸	苦	甘	辛	鹹
	五声（変調したときの声）	呼	笑	歌	哭	呻

図表㉓　陰陽五行説の図

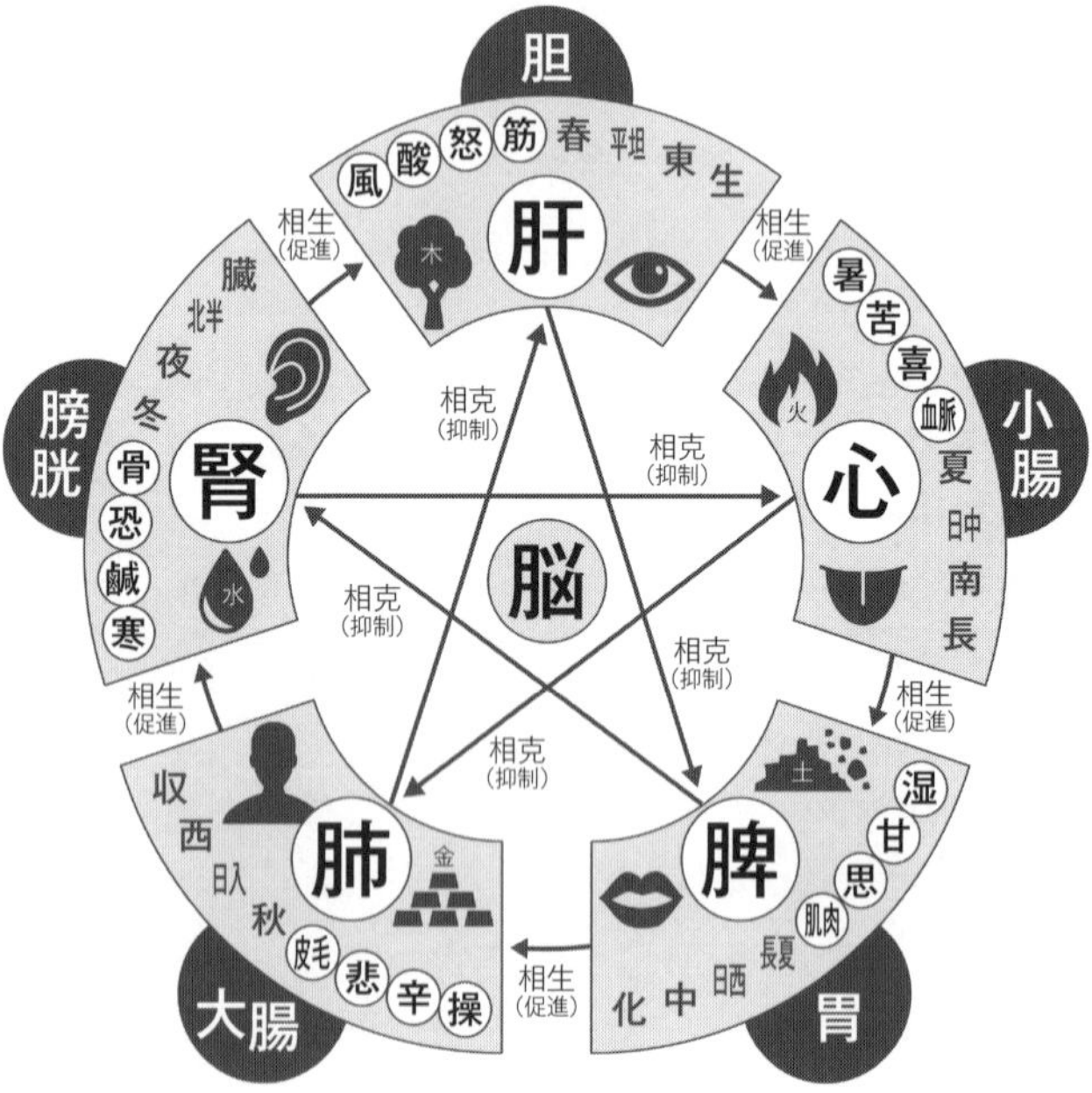

胆
風
酸
怒
筋
春
平旦
東
生
肝
木
相生
(促進)
暑
苦
喜
血脈
夏
日中
南
長
心
火
小腸
湿
甘
思
肌肉
長夏
日西
中
化
脾
土
胃
収
西
日入
秋
皮毛
悲
辛
操
肺
金
大腸
臓
北半
夜
冬
骨
恐
鹹
寒
腎
水
膀胱
相克
(抑制)
脳

相生は、いわば母と子どものような関係です。五つの物質はどれかの母であり、同時に子どもでもあるという考え方です。

相克は、互いに制約し合う関係です。五つの物質は他の物質から奪いつつ、同時に他から奪われるという考え方になります。

万物は、五つの基本物質で構成されている。あらゆる事物は孤立して存在していることはなく、相生し、相克しながら相互に関連を持ち、平衡を保ちながら存在している──。

これが、五行学説で考える世界の姿です。

歯は東洋医学の五行では「水」に属し、「腎」がつかさどる

もう一度、先の五行色体表を見てください。歯はどこにあるでしょうか？

骨は水にありますが、歯は見当たりません。

東洋医学では、「歯は骨の余り」と考えます。西洋医学の栄養学では、歯も骨も主

成分はカルシウムです。東洋医学も西洋医学も、同じような考えになります。

五行では歯は「水」に属し、「腎」がつかさどります。

腎と聞くと、普通は解剖学的な腎臓のことを思い浮かべるものです。腎には腎臓に相当する働きもありますが、東洋医学ではもっと広く七つの働きがあると考えます。

①精を蔵し、発育・生殖をつかさどる

「精がつく」とか「精力的」という言葉があるように、精は生命エネルギーです。精には両親からもらった「先天の精」と、誕生してからの呼吸や食べ物からつくられる「後天の精」があります。腎は、「先天の精」を宿します。

さらに、五臓六腑でつくられる後天の精も、腎に送られてきます。そこから成長発育のために精がつくられ、たくわえられます。必要に応じ、腎は各臓腑に精を供給し、臓腑の機能を維持します。

腎の生命力のカーブがピークをすぎると、下降線をたどります。生命力があるレベル以下になった状態を「腎虚」と呼びます。

どの時期に腎虚になるかは、「後天の精」とのからみもあります。人によって異なるものの、誰でも次第に腎虚になります。最終的には腎の勢い（腎精＝腎陰と腎陽）も完全になくなり、その時点で死を迎えると考えます。

②水液をつかさどる

全身の水液代謝（水液の輸送・散布と排泄の調節）は、主に脾、肺、腎がおこなっています。口から胃に入った水液は脾で吸収され、肺へ運ばれます。肺の働きで全身をめぐり、腎で清濁に分けられます。清（気）は再び肺へ上行し、濁（気）は下降して尿となり、膀胱から排泄されます。

③納気をつかさどる

納気とは、呼吸の吸気のことです。東洋医学には、「肺は呼気をつかさどり、腎は納気をつかさどる」という言葉があります。

④骨をつかさどり、髄を生み、脳に通じる

腎が骨をつかさどることとは先にお話ししました。腎虚になると、骨にさまざまなトラブルが生じます。具体的には歯が弱くなったり、骨粗しょう症になったりすると考えます。

髄には、骨髄と脳髄の二つの意味があります。骨髄は血球をつくるため、白血球減少や貧血も腎虚の症状ととらえます。認知症も脳の問題で、認知症にも腎虚が考えられることになります。

⑤耳の働きに関与する

東洋医学には、「腎の精気が耳に通じて、よく五音を聞くことができる」という言葉があります。腎虚になると耳鼻科的な症状を呈したり、難聴になると考えます。

⑥二陰をつかさどる

二陰とは、前陰と後陰を指します。前陰は排尿と生殖作用、後陰は排便作用に関係し、腎はその二つをつかさどります。腎陽が不足すると夜間の頻尿、尿失禁、インポテンツ、明け方の下痢などの症状が出ると考えます。

⑦その華は髪にある

髪（毛）は肺に属しますが、腎もかかわっています。「その華は髪にある」という言葉は、「腎精が盛んであれば、髪は黒く光沢がある」という意味です。腎虚になると白髪、抜け毛、薄毛になると考えます。

量子力学は「歯と腎臓には共通の周波数がある」と考える

東洋医学では、ツボという考え方があります。東洋医学では、歯を重視していま

図表㉔ 歯ぐきのツボ

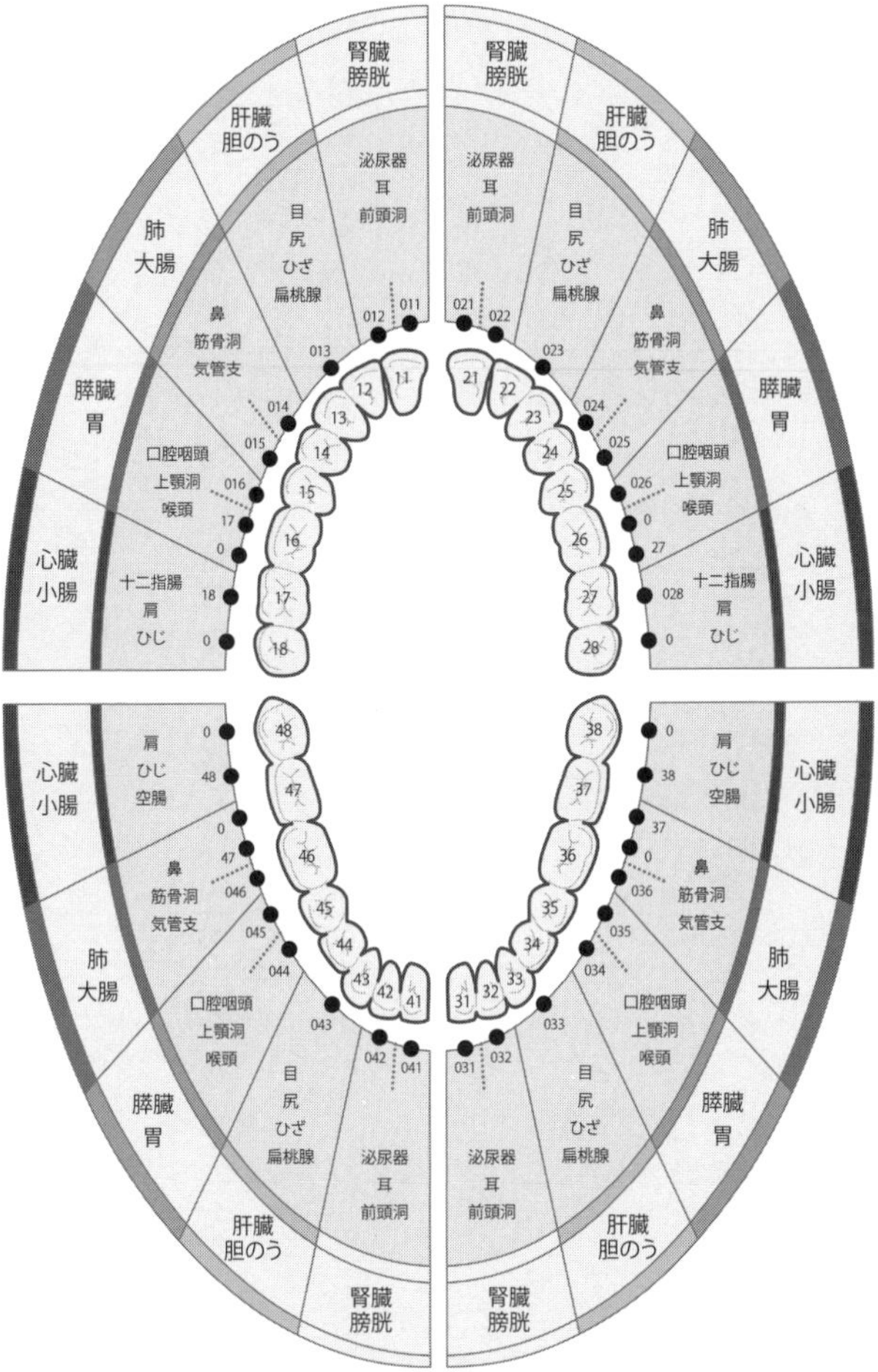

足裏や全身にツボがあるように、歯ぐきにもツボがある

す。なぜなら、歯に非常に多くのツボを配しているからです。

ツボは、目に見えるものではありません。人体の中のエネルギー（気・血）の流れがとどこおると、いろいろな反応があらわれる場所です。

このツボは、「経絡《けいらく》」の上に存在しています。

経絡の考え方は東洋医学独自のもので、経絡とは「気の運行経路」です。ツボを点、経絡はそれを結ぶ線と考えると理解しやすいでしょう。

経絡は縦に走っている12の幹線を軸に、さらにそこから幾重にも支線が分かれています。

縦に走るルートを「経脈」、この経脈から横に連携を取る支線を「絡脈」といいます。経絡というのは、経脈と絡脈との総称です。

なかでも縦に走る12の経脈（正経十二経）が重視され、経絡といえば普通はこの12の経脈を指します。

肺経、大腸経、胃経、脾経、心経、小腸経、膀胱経、腎経、心包経、三焦経、胆経、肝経……。

これが「正経十二経」です。名前からもわかるように、重要ないろいろな臓腑とつながっています。

最近、私は量子力学からツボと臓器の関係を見直しています。臓器のそれぞれには、固有の振動数がある。その振動数を測定すれば、異常のある臓器がわかる――。

最新の物理学である量子力学では、こう考えています。

たとえば、前歯の振動数と腎臓は同じ周波数です（共鳴）。前歯を失うと、腎臓機能が低下します。逆に、腎臓機能が低下すると、前歯がおかしくなります。

歯は、東洋医学では腎に属します。腎は西洋医学の腎臓そのものではありませんが、腎臓に通じるところもあります。

大腸は、奥歯と共鳴します。大腸が悪いと、奥歯がおかしくなります。奥歯がおかしくなると、大腸の機能が低下します。

むし歯になった場所によっては、歯と共通の周波数を持った臓器の機能がおかしくなります。機能がおかしくなった臓器があれば、その臓器と同じ周波数を持つ歯がおかしくなるのです。

鍼灸は、鍼や灸によってツボを刺激します。そのことで病気に対する経絡の抵抗力を高め、とどこおった気（エネルギー）の流れを良くすることができるわけです。

鍼灸の世界では、ツボに正確に当たったとき、「響く」という表現を使います。視点を換えると、これは量子力学による「共鳴」ととらえることができます。

臓器ごとに異なる周波数を利用し、治療効果を引き出す――。

臓器と周波数に思いを馳せるとき、鍼灸のまったく新しい姿が見えてきます。

量子力学は、現代の最先端物理学です。その量子力学と東洋医学は、こうしたところでも符合するのです。いまさらながら、中国の先人たちの知恵には脱帽するばかりです。

歯と歯ぐきの病気は、甘（土）が歯（水）をいじめたもの

話が量子力学まで飛んでしまいました。

東洋医学を学ぶと、量子力学も含め、歯についていろいろな知見が得られます。量子力学までいかなくとも、西洋医学からの説明も納得させられることが多々あります。

たとえば、むし歯です。

むし歯菌（ミュータンス菌が代表）が糖質（砂糖など）から酸をつくり、その酸が歯の表面のエナメル質を溶かす……。

西洋医学では、むし歯の発生をこうとらえます。では、東洋医学ではむし歯の発生をどうとらえるのでしょうか?

ここで登場するのが、先にお話しした相生と相克です。

◎相生……木→火→土→金→水の関係
◎相克……木→土→水→火→金の関係

これが相生と相克でした。

相生の関係に病気が動いていくとき、病気は治ります。しかし、相克の関係に病気が動いていくとき、病気は悪化します。

では、むし歯の場合はどうなるでしょうか?

東洋医学では、歯は腎(水)です。

五行色体表を見ると、腎と相克にあるのは土(脾)です。土の五味は甘で、適当な量の甘味であれば脾の働きを助けます。しかし、摂りすぎると脾の力が過剰になります。

そこで、土から相克の水の方向に働きが生じ、水(腎)に害がおよびます。腎は歯と関連するため、甘いものの摂りすぎはむし歯をつくることになるわけです。これを土が水をいじめている状態、「土克水《どこくすい》」と呼びます。

むし歯の治療方針としては、まず土（脾）の過剰な力を弱めることです。具体的には、土の五味である甘いものを控えることになります。これは西洋医学でも同じですが、東洋医学ではここからが違います。

東洋医学では、相生である木（肝）の方向に動かすことも考えます。水（腎）自体の問題も考えられます。

木（肝）の方向に動かすことは、どういうことでしょうか？

木（肝）は、五味では酸です。この方向に動かすことは、酸っぱいものを摂ることになります。

水（腎）自体の問題としては、塩辛いものとの関係も考えられます。

水（腎）は、五味では鹹《しん》（塩辛い）です。塩辛いものが食べたいときは腎の機能が低下しているか、より以上の腎の働きが必要とされていると考えることができます。

東洋医学では補うことを「補《ほ》」、除くことを「瀉《しゃ》」といいます。

甘いものは控える（土を瀉す）。その代わり、酸っぱいものを少し増やす（木を補す）。塩辛いものが食べたいときは、適度に食べる（鹹を補す）――。

これが、五行に基づく食べ物によるむし歯のアドバイスになります。

歯周病でも同じです。歯周病は歯ぐきの病気で、歯が抜ける大きな原因になります。

東洋医学では肉は土（脾）で、やはり腎とは相克です（P93、94参照）。土は、広い意味で食べ物も指します。食べ物を食べると歯垢（プラーク）やバイオフィルムができます。そこで繁殖した歯周病菌が、歯周病の原因になります。

歯周病は土克水、つまり土（脾）による歯ぐきの病変が腎（水＝歯）をいじめた結果と考えることが可能になるのです。

東洋医学では頭痛・肩こり・不眠を「気・血・水」の異常ととらえる

腎がいかに大切に考えられているか……。

先にお話しした七つの働きを見れば、そのことは十分におわかりいただけると思います。

東洋医学では、腎は生命力の根本です。歯はその腎の働きの一つで、単に咀嚼にかかわるだけではありません。その機能を通じ、歯も生命力に非常に重要であると考えていることもおわかりいただけたでしょう。

では、東洋医学では、頭痛・肩こり・不眠をどうとらえているでしょうか？

悪い歯並びやかみ合わせは、頭痛・肩こり・不眠といった不定愁訴の原因になる。これは、臓器に病気の原因を求める西洋医学的な考え方です。

東洋医学では、臓器に病気の原因を求めません。

生体の恒常性（ホメオスタシス）は、「気・血・水」の三要素によって維持される。東洋医学には、この考え方があります。

◎気……生命活動を営む根源的なエネルギー（イオン）

◎血……生体を物質的に支える赤色の液体（血液）

◎水（津液）……生体の物質的側面を支える無色の液体（水分）

陰陽でいうと気は陽、血は陰に属します。陰陽に分ければ、水も陰に属します。陰と陽は、お互いに助け合います。気と血も、お互いに助け合います。

この気・血・水のそれぞれにつき、病的な状態になることがあります。原因は大きく、欠乏状態（虚）とその虚に乗じて「病邪（病気の原因になるもの）」が充実している状態となっているとき（実）があります。

虚にはそれぞれ「気虚《ききょ》」、「血虚《けっきょ》」、「津虚《しんきょ》（陰虚）」と呼ばれる状態があります。実の代表的なものとして「気滞《きたい》・気陥《きかん》・気逆《きぎゃく》」、「瘀血《おけつ》」、「痰飲《たんいん》」があります。

ここでの詳しい説明は省略しますが、これらは気・血・水の流れがとどこおったり、不足することで起こります。そこで、東洋医学では、頭痛・肩こり・不眠をどうとらえているかです。

◎頭重や帽子をかぶったような感じの頭痛……気滞（気の循環障害で、気のとどこおった状態）
◎頭重や拍動性の頭痛……水滞（水の循環障害）
◎肩こり……瘀血（血の循環障害で、末梢循環の障害）
◎不眠・睡眠障害……血虚（血の欠乏）

不定愁訴の原因として、東洋医学ではこうしたことを考えます。ただし、これだけが頭痛・肩こり・不定愁訴の原因と決めつけはしません。

人体の中を、気・血・水がめぐっている。気・血・水のトラブルが起こったとき、いろいろな症状が生じる。頭痛・肩こり・不眠は、そうした症状の一つ——。

わかりやすく、こう理解しておいていただければ良いでしょう。

では、悪い歯並びを矯正すると、頭痛・肩こり・不眠が解消されるのはなぜでしょうか？　悪い歯並びを矯正すると、気・血・水のトラブルが解消される。その結果、頭痛・肩こり・不眠といった不定愁訴が消える――。実にシンプル、かつ明快です。

もう一つのことも考えられます。第1章で、頭痛・肩こり・不眠では、脳神経と自律神経が深く関係していることをお話ししました。

先に紹介したように、歯が属する腎には七つの大事な働きがありました。その④に、「骨をつかさどり、髄を生み、脳に通じる」働きをお話ししました。

腎には、脳に通じる働きがある――。

ここが、歯と不定愁訴のポイントです。

悪い歯並びやかみ合わせは、歯の働きを損ないます。すると、脳神経や自律神経のバランスが崩れ、ここから不定愁訴を生じることになるわけです。「脳に通じる」とは、まさに口（歯）と脳神経系や自律神経系の関係を言い得て妙な表現ではないでしょうか。

歯が減ると脳も委縮する

ここで、歯が減ると脳が委縮し、認知症になる可能性が高まるという具体的な調査結果を紹介しましょう。

この調査は、東北大大学院の研究グループが行ったものです。

検査を受けた高齢者は「健康群」(652人、55・8%)、「認知症予備群」(460人、39・4%)、「認知症の疑い」(55人、4・7%)の3群に分けられました。

その結果、健康群の高齢者は平均14・9本の歯が残っているのに対し、認知症の疑いが持たれた55人は9・4本と少なく、歯の数と認知症との関連が示唆されたのです。

さらに、検査希望した健康群と認知症予備群の高齢者195人(69〜75歳)の脳をMRIで撮影し、残った歯の数やかみ合わせの数と脳灰白質の容積との関係を調べたところ、歯の数が少ない人ほど海馬付近の容積が減少し、意志や思考など高次の脳機能に関連する前頭葉などの容積も減っていることがわかりました。

これらの結果から「かむことで脳は刺激されるが、歯がなくなり、歯の周辺の神経が失われると、脳が刺激されなくなる。それが脳の働きに影響を与えているのではないか」と、調査を行った渡辺誠教授(当時)は話しているそうです。

実際に認知症治療の現場では、認知症の進行に並行するように口腔の機能が悪化する現象が見られることも確認されています。

また、咀嚼時の脳の状態を調べると、日ごろからよくかんで食べている人ほど大脳皮質の運動野が強く活性化しているそうです。

東洋医学から歯並びと矯正の関係を考える

最後に、矯正と東洋医学との関係も考えてみましょう。

先に、五行学説で考える世界の姿を説明しました。

万物は、五つの基本物質で構成されている。あらゆる事物は孤立して存在していることはなく、相生し、相克しながら相互に関連を持ち、平衡を保ちながら存在している――。

これが、その説明でした。

健康な歯を抜くことは、五つの基本物質である木（腎）を傷めることになります。腎を傷めると相互の関連と平衡が崩れます。まず、ここに歯を削ったり抜歯したりすることの危うい点があります。

また、歯は28本（親知らずを除く）でひとそろいです。その28本の歯がキレイなアーチ型に並んでいて完成形です。

それが歯の本来あるべき姿ですが、問題になる歯並びはアーチ型になっていません。

美容優先の治療は健康な第1小臼歯を抜き、アーチ型にしようとします。それも、4本も抜きます。健康な第1小臼歯を4本も抜くことは、本来のあるべき姿を取り戻すことからの大きな逸脱につながります。

そもそも、悪い歯並びとかみ合わせは生体バランスを崩しています。健康な歯を抜くと生体バランスはさらに崩れ、五行でいう相互の関連と平衡をいっそう崩します。その結果、生体バランスの崩れは拡大するばかりです。

美容優先の治療は、こうした怖いところを持つ治療なのです。

一方、傾いた歯を後ろに起こす矯正は、健康な第1小臼歯を抜かず、歯を本来あるべき姿に整えます。そのことで崩れていた生体バランスを整え、五行でいう相互関連と平衡を取り戻す治療です。

どちらが身体のために良いのか、健康のために良いのか……。

答えは、おのずと明らかです。

コラム

十二内臓点と十二脳神経

鍼灸治療をおこなうとわかりますが、十二内臓点と十二脳神経のツボはともに対応しています。つまり、脳神経のツボの異常は、内臓のツボと深い関係があると考えられます。

十二脳神経点

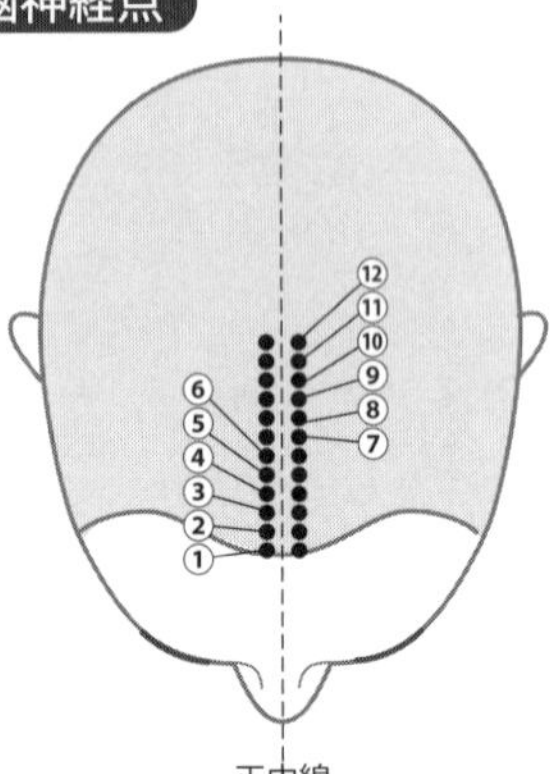

①嗅神経・腎
②視神経・膀胱
③動眼神経・心包
④滑車神経・心
⑤三叉神経・胃
⑥外転神経・三焦
⑦顔面神経・小腸
⑧内耳神経・脾／膵
⑨舌咽神経・肺
⑩迷走神経・肝
⑪副神経・胆
⑫舌下神経・大腸

それぞれの十二内臓点に対応する十二脳神経

内臓点一	腎	第Ⅰ脳神経（知覚神経）	嗅神経
内臓点二	膀胱	第Ⅱ脳神経（知覚神経）	視神経
内臓点三	心包	第Ⅲ脳神経（運動神経）	動眼神経
内臓点四	心	第Ⅳ脳神経（運動神経）	滑車神経
内臓点五	胃	第Ⅴ脳神経（混合神経）	三叉神経
内臓点六	三焦	第Ⅵ脳神経（運動神経）	外転神経
内臓点七	小腸	第Ⅶ脳神経（混合神経）	顔面神経
内臓点八	脾／膵	第Ⅷ脳神経（知覚神経）	内耳神経（聴神経）
内臓点九	肺	第Ⅸ脳神経（混合神経）	舌咽神経
内臓点十	肝	第Ⅹ脳神経（混合神経）	迷走神経
内臓点十一	胆	第Ⅺ脳神経（運動神経）	副神経
内臓点十二	大腸	第Ⅻ脳神経（運動神経）	舌下神経

出典：『慢性疼痛・脳神経疾患からの回復―YNSA山元式新頭鍼療法入門』（三和書籍）より一部改変

第4章

治療中の頑固な
不定愁訴の改善に、
マイナス電子療法を活用する

治療中の不定愁訴改善に、マイナス電子療法は威力を発揮する

不定愁訴への第三のアプローチが、「マイナス電子療法」です。

抜かない矯正で歯を本来の姿に戻すと、歯の機能も本来の機能を取り戻します。生体も本来の姿に戻り、不定愁訴も消えます。

ただ何回かお話しししているように、矯正終了までには1年半ほどの時間がかかります。その間、患者さんはさまざまな不定愁訴とつき合うことになります。

治療期間中の不定愁訴の解消に、マイナス電子療法が使えないか……。

私はこう考え、治療期間中にマイナス電子療法を活用しています。

事実、頭痛・肩こり・不眠といった不定愁訴に対し、マイナス電子療法が効果を発揮した報告は非常に多数にのぼります。数多い症例報告の中から、そうした症例のいくつかを紹介します。文中の「療法」は、マイナス電子療法を意味しています。

頭痛・頭重・不眠の症例（女性／50歳）

血圧が230㎜Hgあり、頭痛、頭重、のぼせ、不眠などのために勤労意欲がまったく喪失した状態だった。

数回の療法で一挙に血圧が33〜47㎜Hgも降下。その後2か月間は毎日療法を続けたところすべての症状が改善された。

頭痛・疲労感の症例（男性／25歳）

この方は、自律神経失調症による片頭痛に悩んでいた。

極度の疲労感、食欲減退、片頭痛、関節痛が激しく入院した。療法の併用開始。5回目から疲労感はなくなり、19回目には改善に効果があり、30回目で全治退院した。

高血圧による不眠、食欲減退などの症例（男性／38歳）

約1年前にめまいをきたし、卒倒。血圧は195㎜Hgで、50日間入院していた。その後また悪化し、不眠、食欲減退、作業欲喪失などを訴える。

療法を施したところ、7回の治療で安眠できるようになり、顔色も良くなり、血圧も145㎜Hgに下がり、15回目の治療で血圧が138㎜Hgとなった。食事もおいしく食べられ、作業欲も再びあらわれ、勤務に精励できるようになった。

ノイローゼによる不眠症の症例（女性／70歳）

20年来、心臓ノイローゼによる強度の不眠症のため、毎晩必ず睡眠剤を服用しなければ眠れなかった。

療法を始めたその夜から、睡眠剤なしで安眠できるようになる。その後、睡眠剤を必要とせず、色ツヤも良くなり、つねに若々しさを保っている。

神経衰弱による不眠症の症例（女性／27歳）

日赤病院で腎結核（右側）と診断され、腎臓摘出の必要があると宣告された。そのことを苦にして強度の神経衰弱となり、毎晩ほとんど一睡もできなくなった。

療法を始めたところ、その夜から熟睡できるようになった。自覚症状もなくなり、治療を60回で終えたが、その後もますます健康を回復し、1年後には復職。その後、南アルプス連峰も制覇している。

ノイローゼによる不眠症の症例（女性／37歳）

20年来の心臓ノイローゼと不眠症から、ある精神科の病院に収容されている。電撃療法や持続睡眠療法などを受けて2か月後に仮退院するが、主治医から「もはや回復は不可能だろう」と言われた。

自宅では不眠症とノイローゼのためにトランキライザーを濫用したが、少しも効果がなかった。療法を試したところ、不眠症は1か月後に全快し、精神状態も安定し、普通の仕事ができるようになった。

＊　＊　＊

いま紹介した症例には、肩こりの報告がありません。この報告は臨床報告のため、肩こりの報告はおこなわれていないのです。

ただし、頭痛や不眠に悩んでいる方は、ほぼ肩こりを伴います。マイナス電子療法で頭痛や不眠が解消された方は、同時に肩こりも解消されていると考えて間違いないでしょう。

生体マイナスイオンでは、「イオン効果」と「カチオン効果」に注目

なぜ、マイナス電子療法はそこまで大きな効果があるのでしょうか？
生体内のマイナスイオンには、六つの大きな作用があります。

①過剰に発生する有害な活性酸素を無害化する
②自律神経を調整し、交感神経と副交感神経のバランスを整える
③身体のさまざまな働きを支え、健康を守る酵素を活性化する
④血液を理想の弱アルカリ性にし、身体のpHを整える
⑤健康と生命を守る免疫力を調整する
⑥イオン効果とカチオン効果で、体内の老廃物や毒素を排出する

どれも重要な作用ですが、生体内のマイナスイオンの作用ではとくに「イオン効果」と「カチオン効果」に注目です。

細胞内外のミネラルバランスが整うと、細胞膜の物質を通す性質が高まる。栄養と酸素が細胞の中に入りやすくなり、細胞の中にたまった老廃物や毒素が細胞の外に出

図表㉕　イオン効果

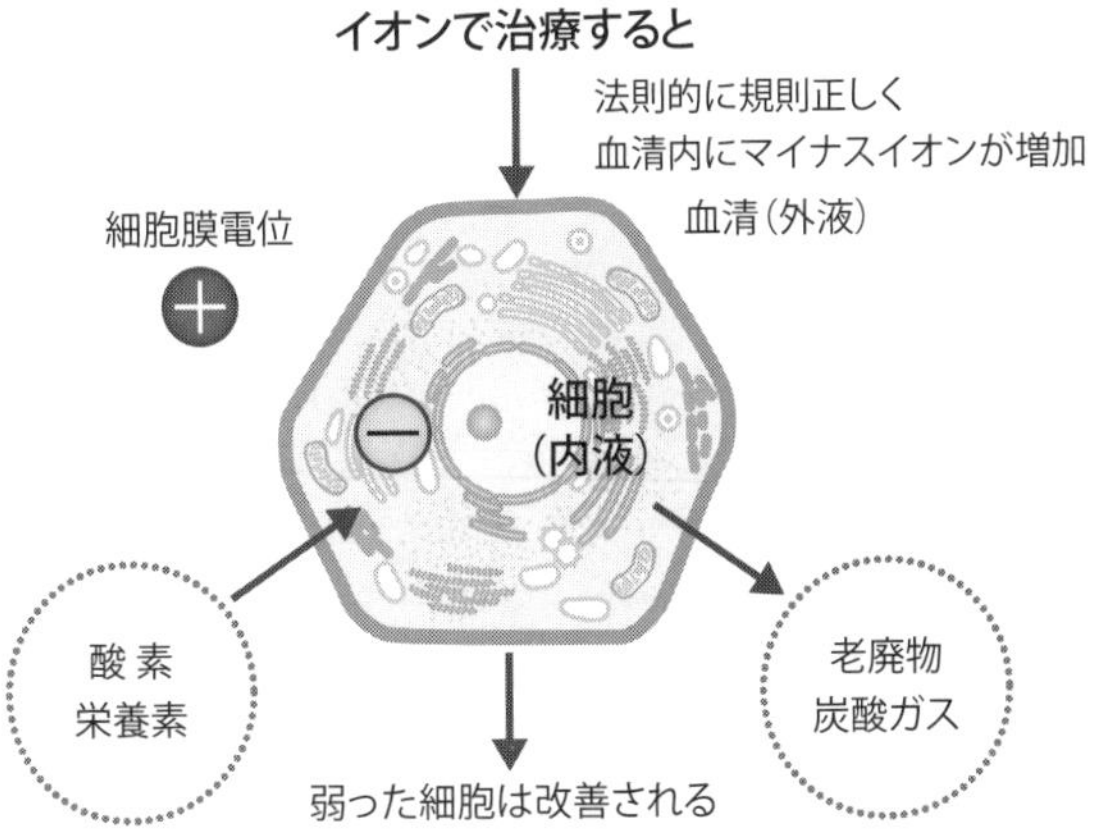

やすくなる――。

これが「イオン効果」です。

では、カチオン効果とはどんな効果なのでしょうか？

私たちの細胞は、細胞膜で覆われています。

細胞膜には、細胞の中に必要なカリウムを入れ、細胞から不必要なナトリウムを出す装置があります。その装置を、「ナトリウム・カリウムポンプ」といいます。

さらに、細胞膜には、細胞内のカリウムを出す「カリウムイオンチャンネル」、細胞内にナトリウムを入れる「ナトリウムチャンネル」もあります。

血液中にマイナスイオンが増えると、

図表㉖　カチオン効果

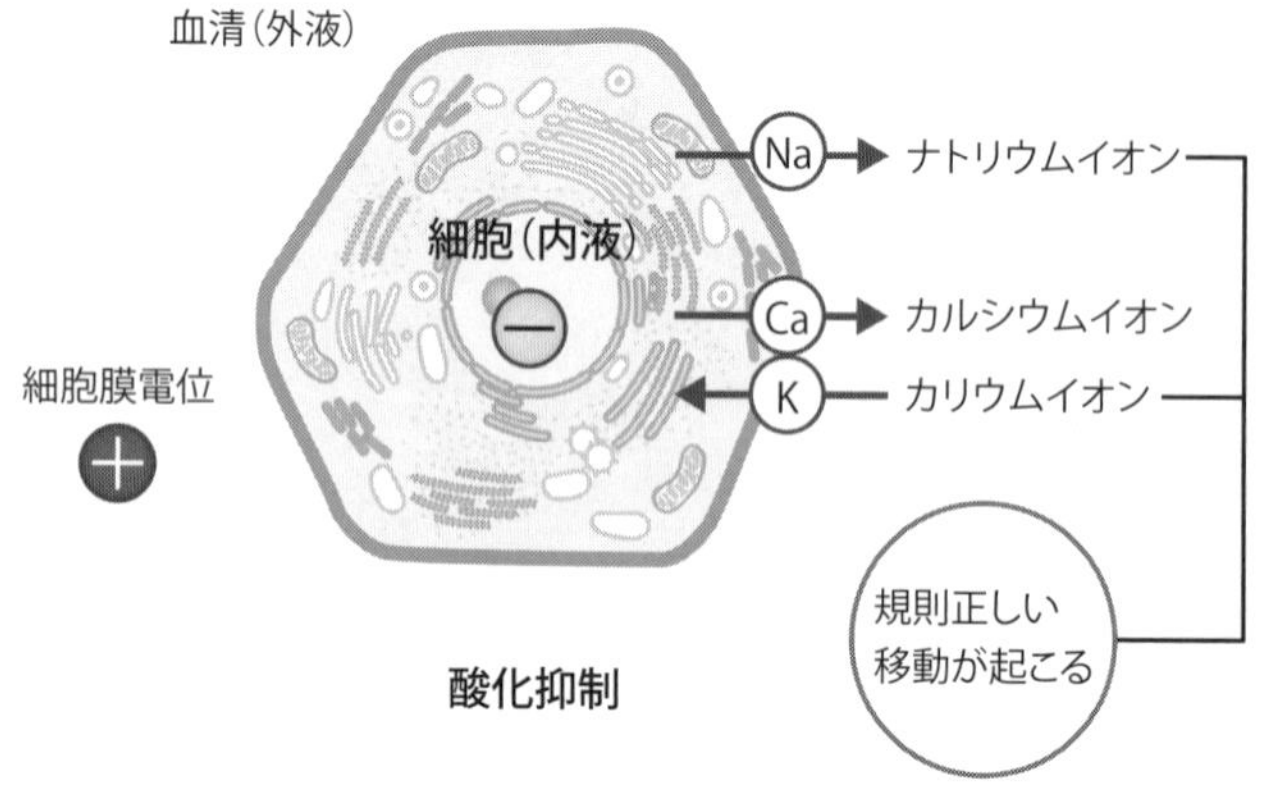

ナトリウム・カリウムポンプ、それにカリウムイオンチャンネルとナトリウムイオンチャンネルが活性化します。その結果、不必要な細胞内のナトリウムイオンとカルシウムイオンが血液中に移動し、細胞に必要なカリウムイオンが細胞の中に入ります。

そうなると細胞の内部と外部のミネラルバランスが整い、血液は弱アルカリ性になるのです。これが「カチオン効果」です。

血液を弱アルカリ性にすることは、健康に非常に大きな意味を持ちます。

血液が弱アルカリ性になると、私たちの身体の各部のpHも正常に保たれます。たとえば、肝臓は7・35、脳は7・05、神経は6・8、骨髄は7・35、網膜は7・0とpHは異なりますが、それぞれのpHが正常に保たれることになるのです。

それが、私たちの身体に備わるホメオスタシス（恒常性）というものです。そのホメオスタシスを支える基本こそ、血液の弱アルカリ性です。

酵素がきちんと働いてこそ私たちの生命は維持され、健康も維持される。そのために、まず血液のpHを弱アルカリ性に保っておくこと――。

体調の不調を脱する、あるいは健康を維持する。そのために、ここが非常に重要なポイントになってきます。

マイナス電子療法のマイナスイオンは、その働きをしっかりおこなってくれます。

だからこそ、不定愁訴にも効果を発揮するのです。

体内に大量のマイナスイオン(気)を取り込む、これがマイナス電子療法

ここまで、マイナス電子療法を具体的に説明しませんでした。

「不定愁訴解消に、マイナス電子療法は効果があることはわかりました。でも、マイナス電子療法がどんなものかわかりません。説明してください」

きっと、こう思われているでしょう。話が後先になりましたが、ここでマイナス電子療法を説明します。

マイナスイオンと聞くと、ほとんどの方は滝つぼのことを想像されます。しかし、これは空気マイナスイオンで、呼吸で取り入れるマイナスイオンです。

「私、マイナスイオンを発生させる電気器具を使っています」

こう言われる方もあるでしょう。これも、呼吸でマイナスイオンを取り入れるものです。

マイナスイオンとひと口にいっても、マイナスイオンには大きく「空気マイナスイオン」と「生体マイナスイオン」の2種類があります。

治療器で大量のマイナスイオンを発生させ、そのマイナスイオンを体内に取り込む——。

これがマイナス電子療法、つまり、生体マイナスイオンを使う療法なのです。

身体を健康に導くためには、最低でも1cc当たり20万個のマイナスイオンが必要とされています。自然界の空気マイナスイオンは、この数字にはるかおよびません。

マイナスイオン発生器も、吹き出し口では数十万個になります。しかし、数メートルも離れると、プラスイオンと反応して消滅してしまいます。

空気中のチリやほこりは、プラスイオンです。コンクリートで囲まれたマンションやオフィスには、電子機器があふれています。その機器から出る電磁波も、プラスイオンです。

多少のマイナスイオンを発生させても、大量のプラスイオンがあると消滅してしまいます。そのため、マイナスイオン発生器では、医療効果は得られないと考えられます。

マイナス電子療法は、1秒間に体内に3000億個もの大量のマイナスイオンを取り込みます。それだけの大量のマイナスイオンを体内に取り込めれば、プラスイオンで消費される体内のマイナスイオンを補えます。

プラスイオンが多い生活（マイナスイオンが不足する生活）は、身体を陽に傾けやすい（プラスイオン化）しやすい……。

東洋医学の見地からすると、こうなります。

イオンの場合、プラスイオンは「病気イオン」、マイナスイオンは「健康イオン」とされます。しかし、東洋医学の陽と陰はどちらが良いとか、悪いというものではありません。

大事なことは、身体の陰陽バランスです。

マイナス電子療法は、陽に傾きやすい（プラスイオン化しやすい）身体の陰陽バランスを整えてくれます。それが不定愁訴の改善・解消につながっていくのです。

マイナス電子療法で細胞を活性化し、全身の状態を底上げする

先に、治療中の不定愁訴の改善をお話ししました。そうした不定愁訴の改善は、矯正治療中の患者さんの大きな助けになります。

ただし、悪い歯並びとかみ合わせが非常に長い間続くと、矯正だけでは不定愁訴がなかなか消えないケースもあります。内臓などに器質的な問題があると、そうしたことが起こります。

器質的な問題とは、内臓自体の問題です。内臓そのものにトラブルがあるため、そのトラブルが肉体的・精神的な不定愁訴の症状としてあらわれるわけです。

内臓などの重大な器質的な問題には、専門家の診断と治療が必要です。そうした場合は専門家の診断・治療を受ける必要がありますが、マイナス電子療法が効果を発揮するケースもあります。

マイナス電子療法の考案は、高田蒔博士よって昭和初期におこなわれました。

博士は、東北帝国大学医学部を首席で卒業しています。東京小石川病院副院長、東

邦大学医学部生化学教授にも就任し、日本人として初めて、アメリカ国際アカデミーの名誉会員にもなっています。

その後、マイナス電子療法は、大学医学部や病院でも利用されてきました。

東邦大学医学部、広島大学医学部、北海道大学医学部、北海道大学第一内科、名古屋大学医学部、新潟大学医学部、伊豆逓信病院内科、愛知県足助病院、関東逓信病院、広島記念病院、神戸県立病院内科、文化村診療所……。

実験や臨床から、こうした大学や病院から多くの効果が報告されています。その効果は、次のように実に広範囲にわたっています。

◎アレルギーに関するもの……花粉症、アトピー性皮膚炎、小児ぜんそく、成人ぜんそく、顔面湿疹、ジンマシンなど

◎ウイルスや細菌に関するもの……感冒(インフルエンザ)、扁桃腺肥大、ウイルス性肝炎など

◎脳・神経系に関するもの……うつ病、不眠症、神経痛、顔面神経マヒ、脳軟化症、自律神経失調症、認知症など

◎心臓・血管に関するもの……高血圧、低血圧、不整脈、動脈硬化、狭心症、心筋梗塞、心臓弁膜症、貧血症など

◎呼吸器に関するもの……結核、肺浸潤など
◎消化器系に関するもの……胃潰瘍、十二指腸潰瘍、慢性腎炎、肝炎、肝硬変など
◎放射線に関するもの……原爆の被爆、がんの放射線治療など
◎がんに関するもの……甲状腺がん、食道がん、胃がん、肝臓がん、大腸がん、乳がん、子宮がん、抗がん剤治療など
◎関節に関するもの……関節症、関節炎など
◎皮膚に関するもの……シミ(肝斑)、乾癬症、強皮症、床ずれなど
◎その他……白内障、リウマチ、腰痛、妊娠のつわり、頻尿症、慢性便秘、網膜出血、スモン病、シャイ・ドレーガー症候群、ベーチェット病など

全身の細胞を活性化し、全身状態を底上げする——。

幅広いその効果を眺めると、マイナス電子療法の効果はこう説明することができます。そう考えないと、ここまで広範囲の効果は説明がつきません。

頑固な不定愁訴の改善に、私はこのマイナス電子療法の効果に着目しました。すべてとは言いませんが、内臓の器質的な問題（頑固な不定愁訴の原因）の解決にマイナス電子療法の活用を始めたのです。

頑固な不定愁訴にマイナス電子療法を活用してみると、予想した通りの結果が出ま

した。それどころか、予想以上の結果でした。頑固な不定愁訴の患者さんから、いろいろな喜びの声をいただきました。

現在、マイナス電子療法と抜かない矯正など、さまざまなアプローチをおこなっています。

第5章

歯並びを治してキレイになり、
体調も良くなった
患者さんたちの症例

矯正治療で新しい未来に踏み出した患者さんたち

歯を本来あるべき姿に戻せば、生体は本来のバランスを取り戻す——。

矯正治療を通して私が一貫して考えているのは、このことです。
私たち歯科医師が触れるのは、歯並びとかみ合わせという形態です。
それが生体にマッチした姿に戻れば、身体の機能も改善してきます。悪い歯並びや悪いかみ合わせによって体調が損なわれていれば、体調が良くなって当たり前なのです。

治療後、患者さんに書いていただいたアンケートには、たくさんの喜びの言葉が綴られています。歯並びがキレイになり、いままで悩まされていた原因不明の不調がなくなれば、人生はより良く変わります。

若い患者さんにとっては、明るい未来が拓けてきます。中高年の患者さんにとっては、健やかな老後の生活が約束されるかもしれません。それは、その人らしい生き方をまっとうするために、欠かせないことです。

「その矯正を受ければ、誰でもそうなるの？」

こうおっしゃりたいかもしれません。

もちろん、私の手元にあるアンケートは個人の感想や意見です。すべての方に保証できることではありません。しかし、少なくとも、未来への可能性は広がっていくものと私自身は思っています。

この章では、削らない・抜かない矯正治療で体調が良くなり、新しい人生に踏み出した患者さんたちを紹介します。

「私はいま、不定愁訴で悩んでいる。検査では異常なしと言われている。歯並びやかみ合わせにも不安がある。もっと明るい未来を手に入れたい……」

あなたがこうした状態で、現状を変えたい希望をお持ちであれば、ここで紹介する症例がとても参考になると思います。

抜かない・削らない矯正治療を選ぶかどうか……。

あとは、この選択をするかどうかだけの話になります。

A・Kさん

顔の印象が良くなり、頭痛や肩こりも改善

Before

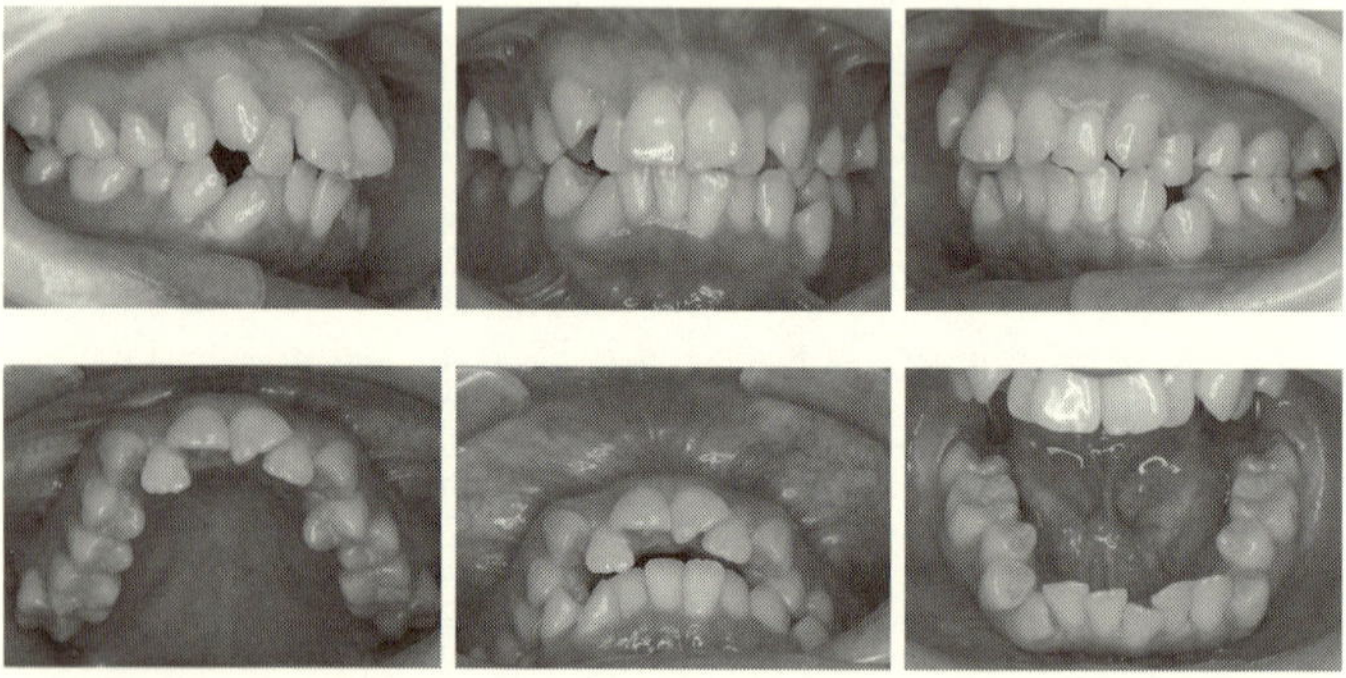

患者さんの症状

中学生の頃から首の付け根や右眉頭が痛く、何度も病院でMRIを撮ってもらったそうです。肩こりもひどく、なかなか改善しないとのこと。大学生の頃は、寝ているときの食いしばりが強く、朝起きると舌にくっきりと歯の跡がつき、舌が痛いほどだったといいます。またしゃべりづらく、周りの人から「何を言っているのかわからない」と言われ、ショックを受けていました。

治療後はしゃべりやすくなり、への字口の不満顔が解消。頭痛や首の付け根の痛み、肩こりも気にならなくなったそうです。歯並びがキレイになり健康になりました。

診断……………上顎前突・叢生
治療期間………２年９か月
治療開始年齢……26歳
体調の変化……頭痛、肩こりの改善

After

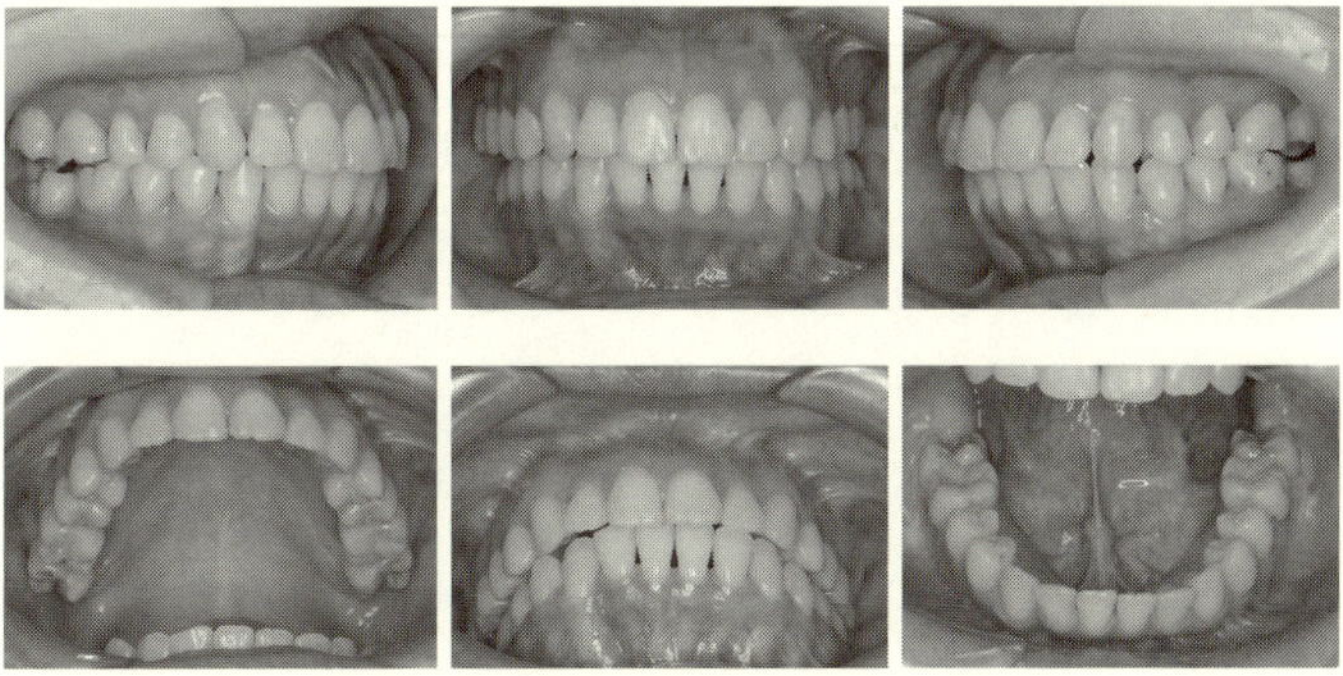

院長コメント

この患者さんはひずみが大きいので、歯だけ治しても症状を完全に取りきることはできません。そこで、いちばん奥の歯を少し浮かせています。この歯が強く当たると、顎関節のテコの原理が狂って、頭痛や肩こりが起こります。そうならないようにわざとかませないでおくと、自然にひずみが取れて、じわーっと体調が良くなってきます。治療後は顔の印象が変わり、表情が落ち着いてきましたね。

T・Hさん

頭痛と鼻づまりが改善、寝つきも良くなった

Before

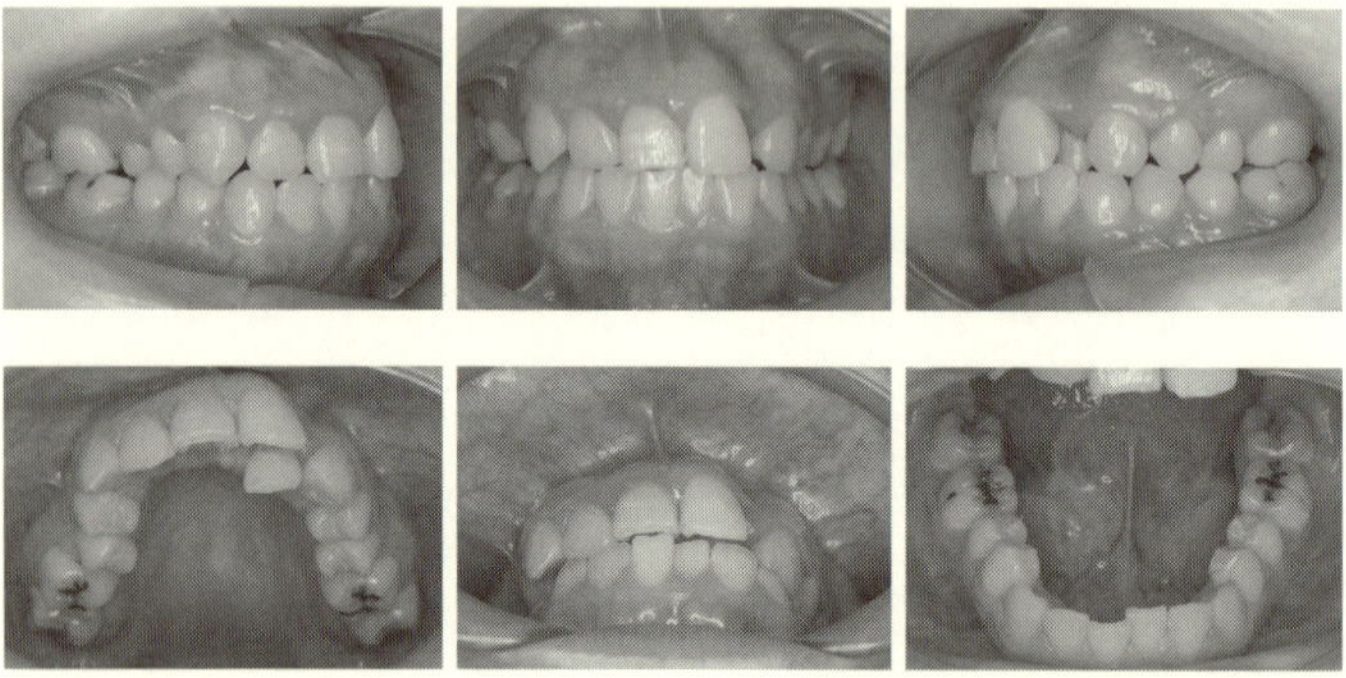

患者さんの症状

実業団でバレーボールの選手をしている方です。治療後、スポーツをするうえでバランスが良くなり、ジャンプの着地など、細かい部分での能力が確実に上がったとのことです。

体調面では、頭痛が減り、鼻づまりも改善、寝つきも良くなったとのことです。疲れていると、寝ているときによくいびきをかいたそうですが、それもなくなったそうです。

物をかむのもラクになり、歯型のつく食べものをきれいに食べられるようになりました。歯並びを元の原因から治すと、こんなにも身体に変化があるのかと、驚かされました。

診断……叢生
治療期間……２年５か月
治療開始年齢……20歳
体調の変化……頭痛、鼻づまり、寝つき、いびきの改善

After

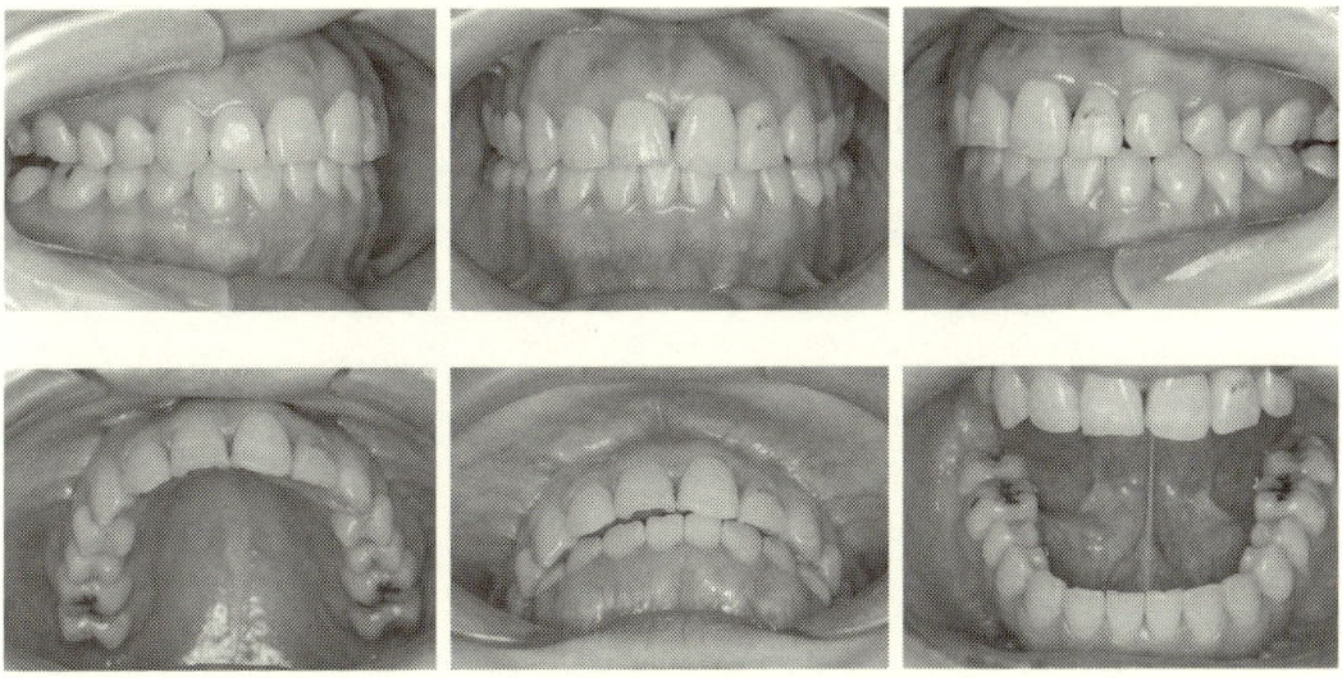

院長コメント

かみ合わせを治してスポーツ選手のパフォーマンスが上がることは、よくあることです。逆に歯を抜く矯正をすると、確実にパフォーマンスは落ちます。この患者さんも、ご自分でそれを実感されています。

歯並びが悪いと、すべてが萎縮してしまいます。しかし矯正で歯列を広げると、鼻腔の通りが良くなって鼻づまりやいびきが解消します。口の筋肉と鼻の筋肉は同じなので、口の中が整って筋肉が正常に動くようになると、鼻の症状もラクになります。

S・Nさん

肩こりや口の渇きが消え、体調が良くなった

Before

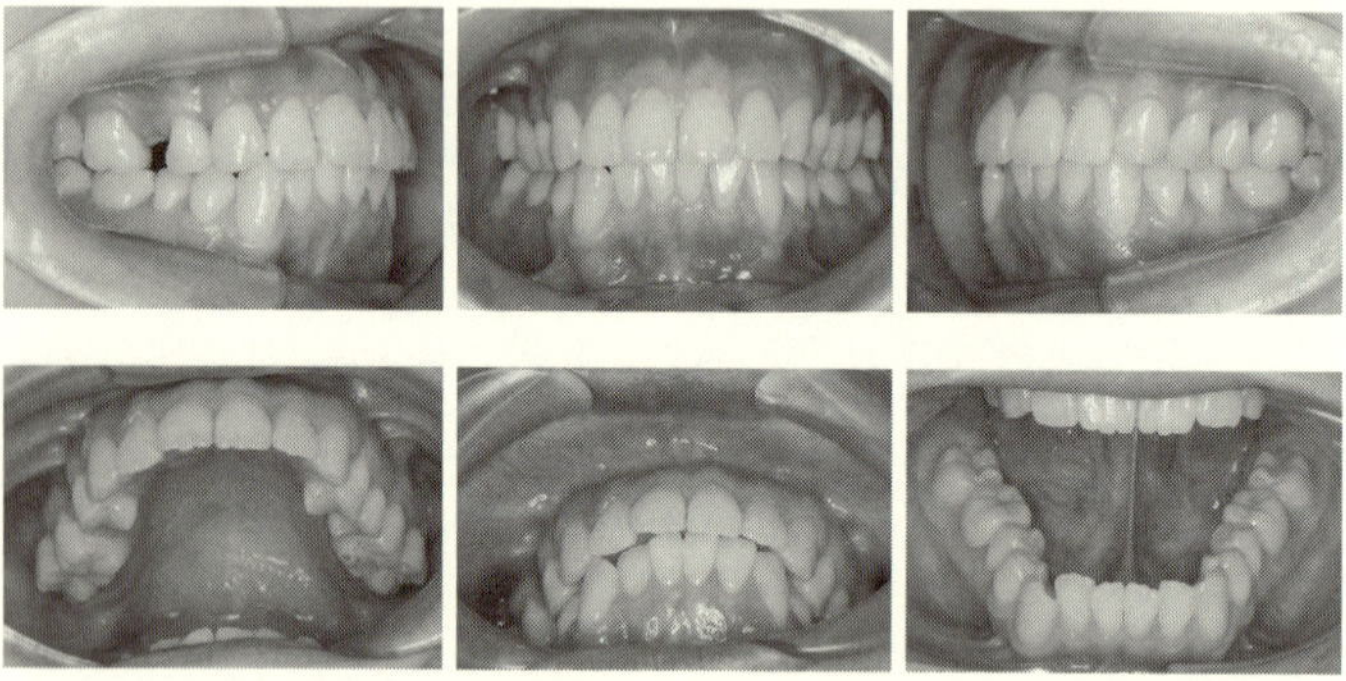

患者さんの症状

治療が進むにつれてかみ合わせが良くなり、しっかりかめるようになりました。また矯正が完成に近づくにつれて、体調が良くなってきました。治療前は肩こりがあったのですが、だんだん肩こりがなくなり、また、寝ているときの口の渇きがなくなりました。全体的に体調が良くなってきました。

患者さんは、治療前は口内の細菌が疾患を引き起こすことをご存じではありませんでしたが、いまは朝と夜の歯みがきを習慣にし、殺菌水でうがいも欠かしていません。矯正をして、自分の健康を意識するようになったようです。

診断……………叢生、欠損歯
治療期間……… 1年
治療開始年齢…26歳
体調の変化…肩こり、口呼吸の改善

After

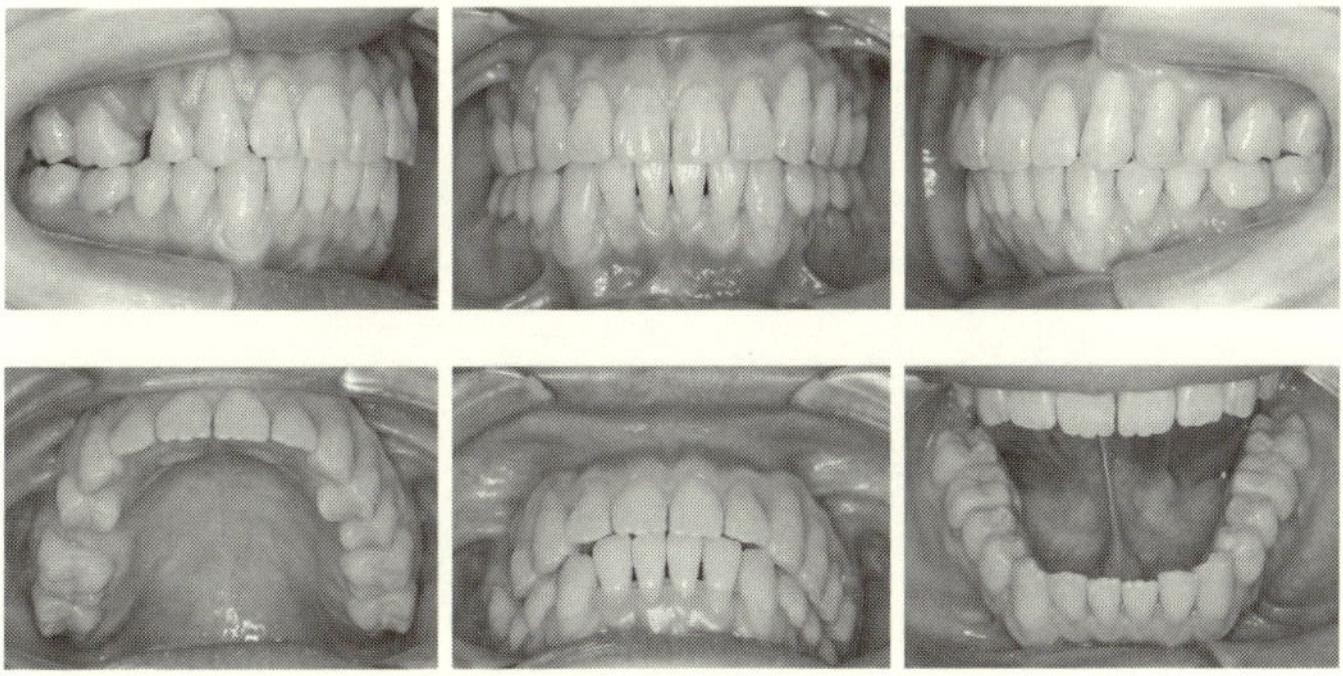

院長コメント

この患者さんは一見歯並びはそんなに悪く見えませんが、上顎小臼歯が1本欠損しているので、見た目以上にかみ合わせは悪いです。写真ではわかりにくいですが、アゴが少しズレていますから、その影響が頭蓋骨にもおよぶといろいろな不調が出てきます。

抜けた歯はそのままなので隙間はありますが、歯を正しい位置関係に戻したので、かみ合わせは格段に良くなっています。ですから身体もかなりラクになっていると思います。この患者さんのように、先天的に歯が欠損している人が最近は増えているようです。

K・Kさん

発音がラクになり、肩こりも改善

Before

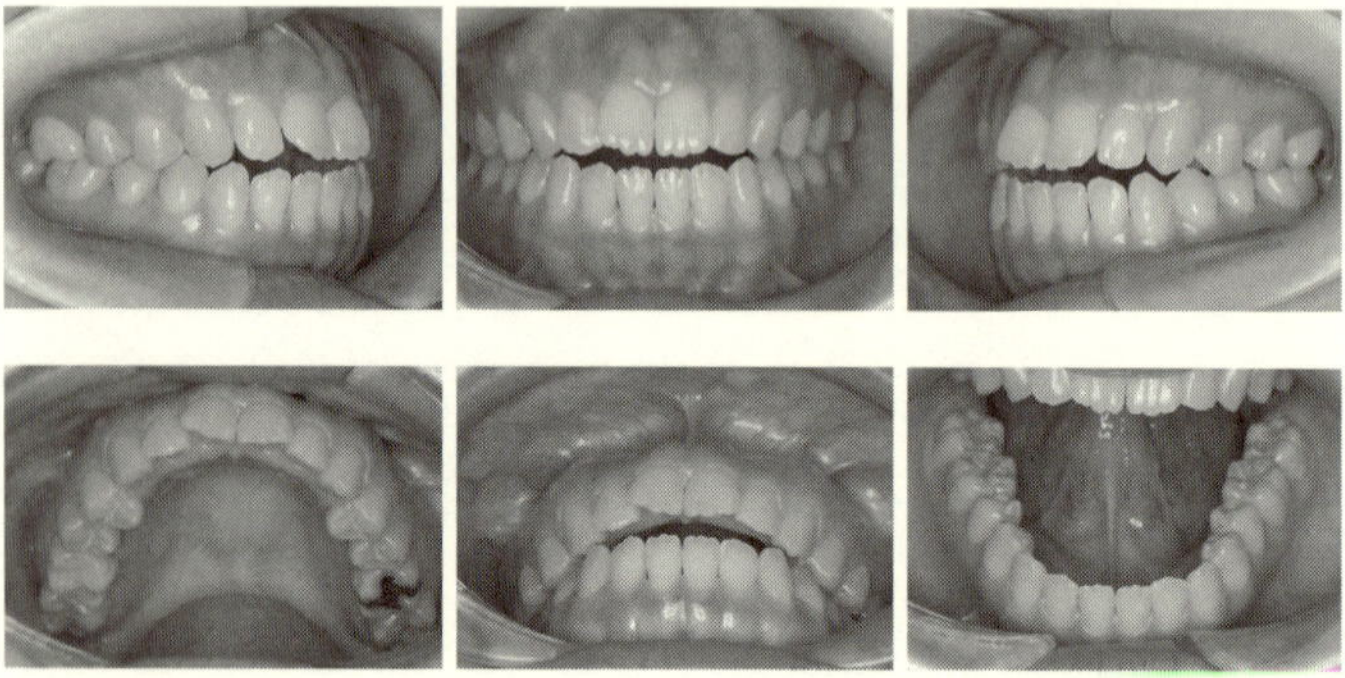

患者さんの症状

開咬だったので、前歯で全然ものがかみ切れていませんでした。食事もちゃんとかんではおらず、丸呑みしているようでした。現在は、前歯がしっかりかみ合うようになったので、野菜などもかめるようになりました。

お仕事柄、人とよく話すそうです。見た目やしゃべりにくさをとても気にしていらっしゃいましたが、「いまは話したりするときに歯を気にすることがなくなった」とおっしゃいます。治療前は肩こりがひどかったのですが、現在はまったくなくなり、ラクになったとのことです。

診断……………上顎前突・開咬
治療期間………1年6か月
治療開始年齢……25歳
体調の変化……肩こりの改善

After

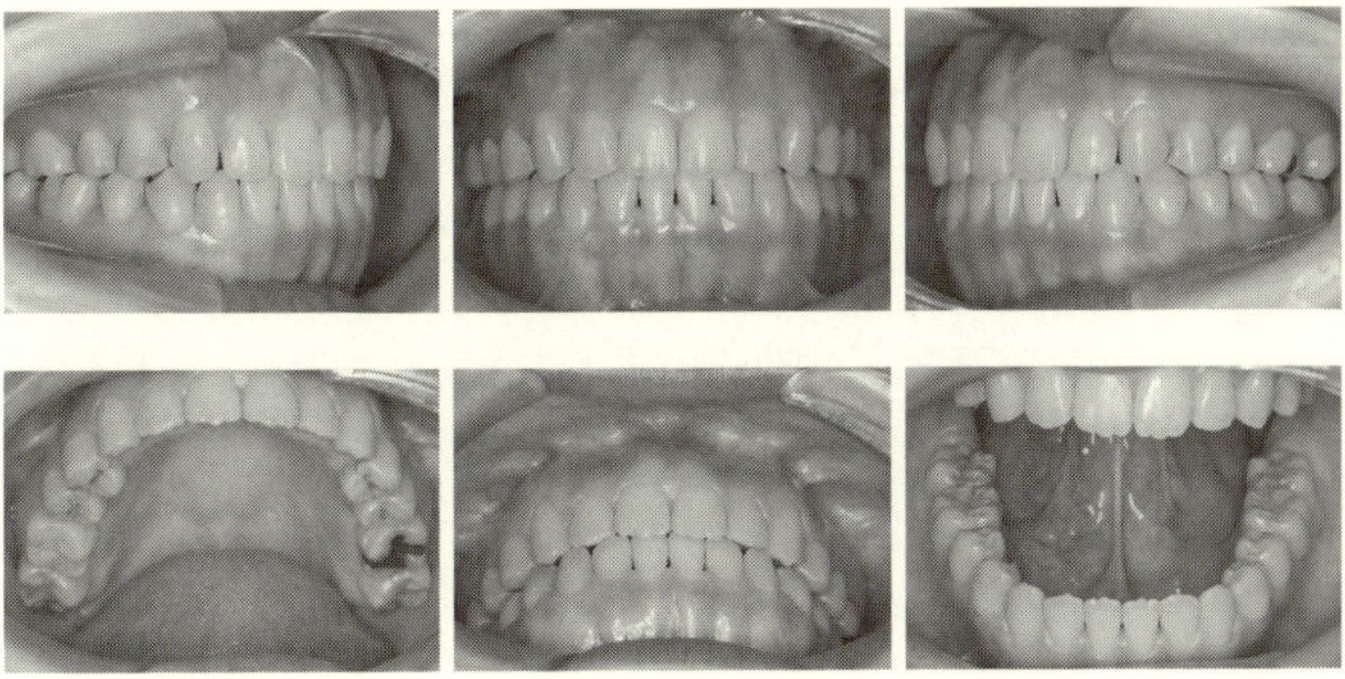

院長コメント

開咬があると、ただ口が閉じにくいだけでなく、かんだときに下顎が後ろに下がるのでのどが締められるように苦しくなります。また、かむたびに顎関節が後ろに食い込んで、顎関節とつながっている側頭骨がズレてきます。側頭骨の中には、脳神経の一つである内耳神経が通っていて、音の聞こえや平衡感覚を担っていますから、そこがズレるとめまいや肩こりが起きやすくなります。治療はまず、後方に下がった顎位を正しい位置に戻します。顎位が戻れば、その結果、歯並びがキレイになり身体もラクになってきます。

M・Sさん

片頭痛が改善し、顔の表情も変わった

Before

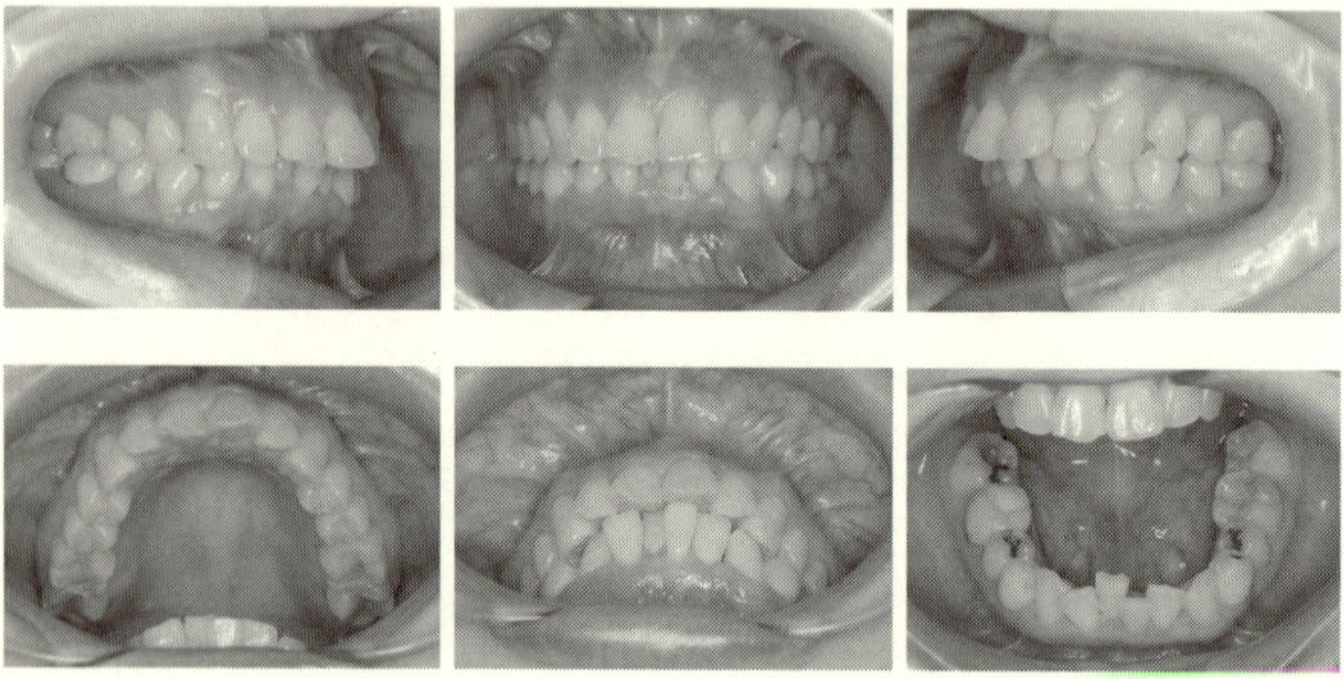

患者さんの症状

前歯が全然合っていなかったので、前歯でかめず、奥歯でかんでいました。また、硬いものをかむとアゴが疲れるそうで、硬いものは食べないようにしていたそうです。身体に力が入らず歯を食いしばることができませんでした。

治療後は身体に力が入るようになり、前歯でちゃんとかんで、硬いものも食べられるようになりました。

片頭痛は病院に通うほどひどく、年に2回くらいは強い頭痛で倒れてしまうことがあったそうですが、ここ2年くらいはそういうことがなく、薬も飲む必要がないとのことです。

診断……………………叢生、ディープバイト
治療期間…………1年5か月
治療開始年齢……47歳
体調の変化……頭痛の改善

After

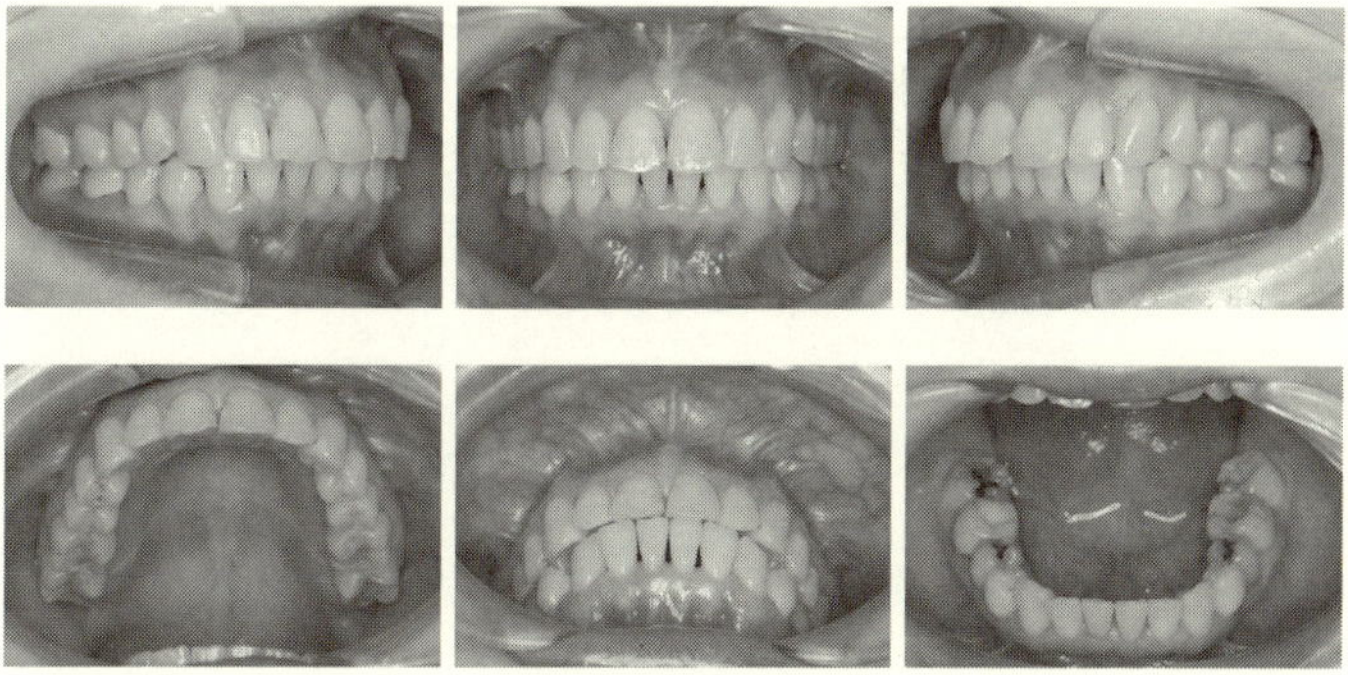

院長コメント

下の前歯がガタガタで、歯が全部倒れていました。この患者さんもエラが張っているので、歯が動きにくく、いちばん奥の歯を起こしきれませんでした。しかし、かみ合わせはすごく変わったので、体調は良いと思います。また、表情筋がよく動くようになって、顔の表情が以前と変わってきました。

Y・Kさん

耳鳴り、めまいが改善してとてもラクになった

Before

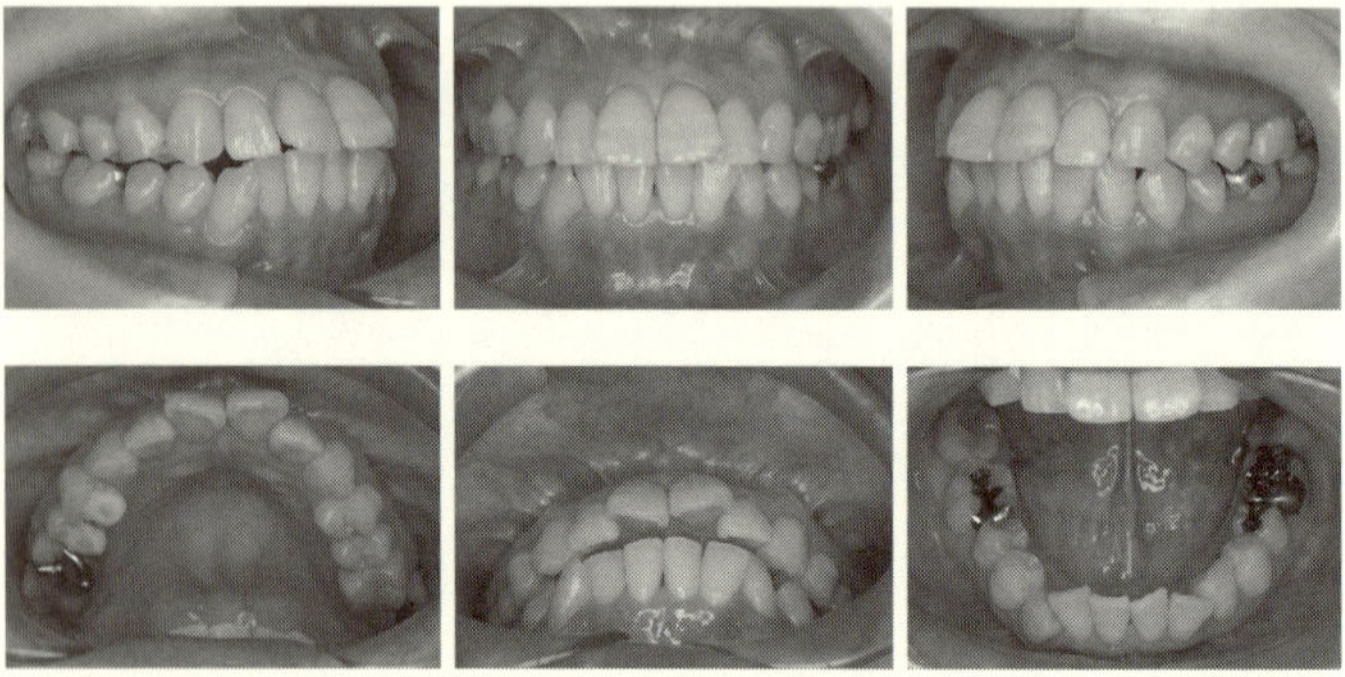

患者さんの症状

幼少時から乗り物酔いがひどく、寝つきも悪かったそうです。20代後半には顎関節症を発症し、対症療法をいろいろおこなったそうですが、耳鳴り、頭痛、めまい、冷え性などは悪化する一方だったとのこと。発熱、ふらつきなど、体調不良で会社を休むことも多かったそうです。

その後、抗がん剤の影響で体調はますます悪くなり、走ることすらできなくなりました。耳鳴りと頭痛もひどくなりました。

治療後は、耳鳴り、めまいがなくなり、体調が良いときは電車の中で本が読めるほどになったとのことです。

診断……………上顎前突、叢生
治療期間…………２年２か月
治療開始年齢……43歳
体調の変化………顎関節症、耳鳴り、めまいなどの改善

After

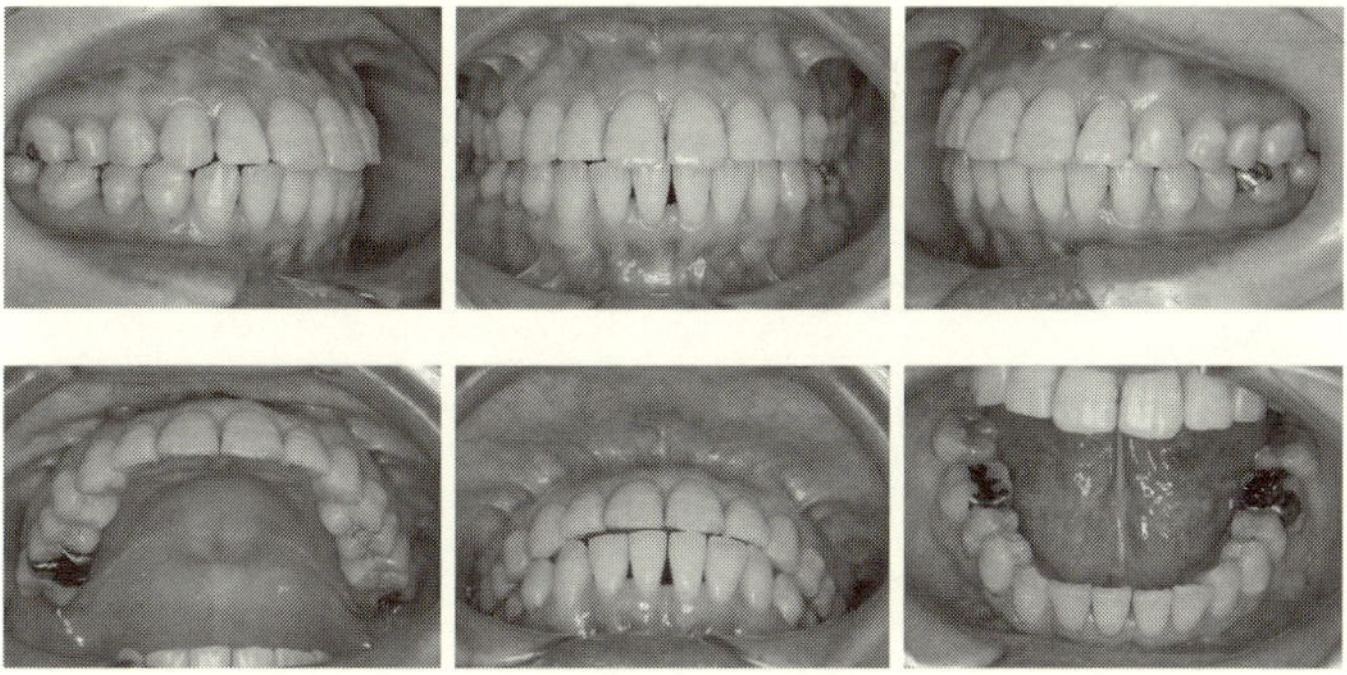

院長コメント

かみ合わせが悪くて、ふらついた状態でこられた患者さんです。補綴治療でかみ合わせを調整し、一時的に体調が良くなっても、その補綴物がすり減ると体調が悪くなるというのをくり返していました。しかし、ズレているアゴをちょっと治し、歯を本来の位置にもどすと、体調はすっかり変わります。かみ合わせがいかに健康を左右するか、ご自身の体験で教えてくれました。

N・Tさん

「治らない」と言われた頭痛が、すっかりなくなった

Before

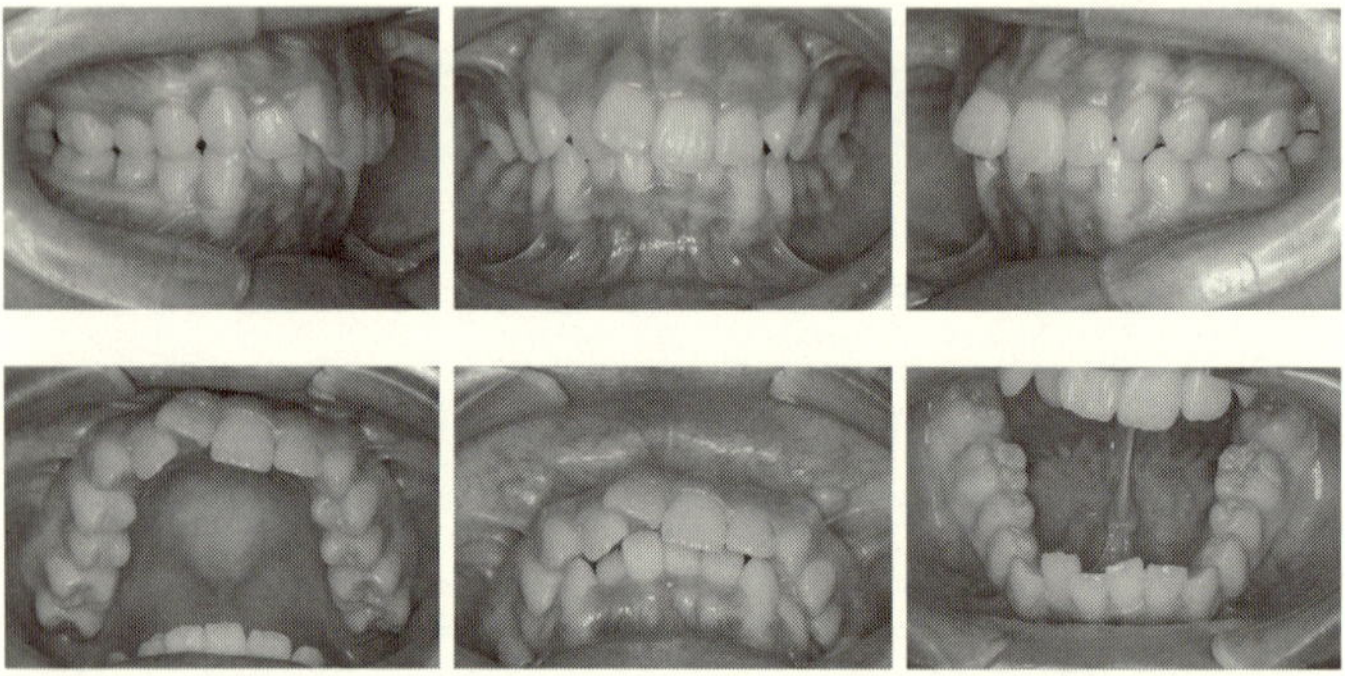

患者さんの症状

治療前は頭痛がひどく、救急車で運ばれたこともあったそうです。「内科では治らない」と言われ、付き合っていくしかないと思われていたそうですが、歯並びを治したら頭痛も治ってしまいました。

前歯だけでなく、歯の生えている位置や内側に寝ている歯、治療しなければいけないところを説明し、「本来の歯の位置に戻すことが大切だ」とお伝えしました。

診断……………………叢生
治療期間…………２年
治療開始年齢……14歳
体調の変化……頭痛の改善

After

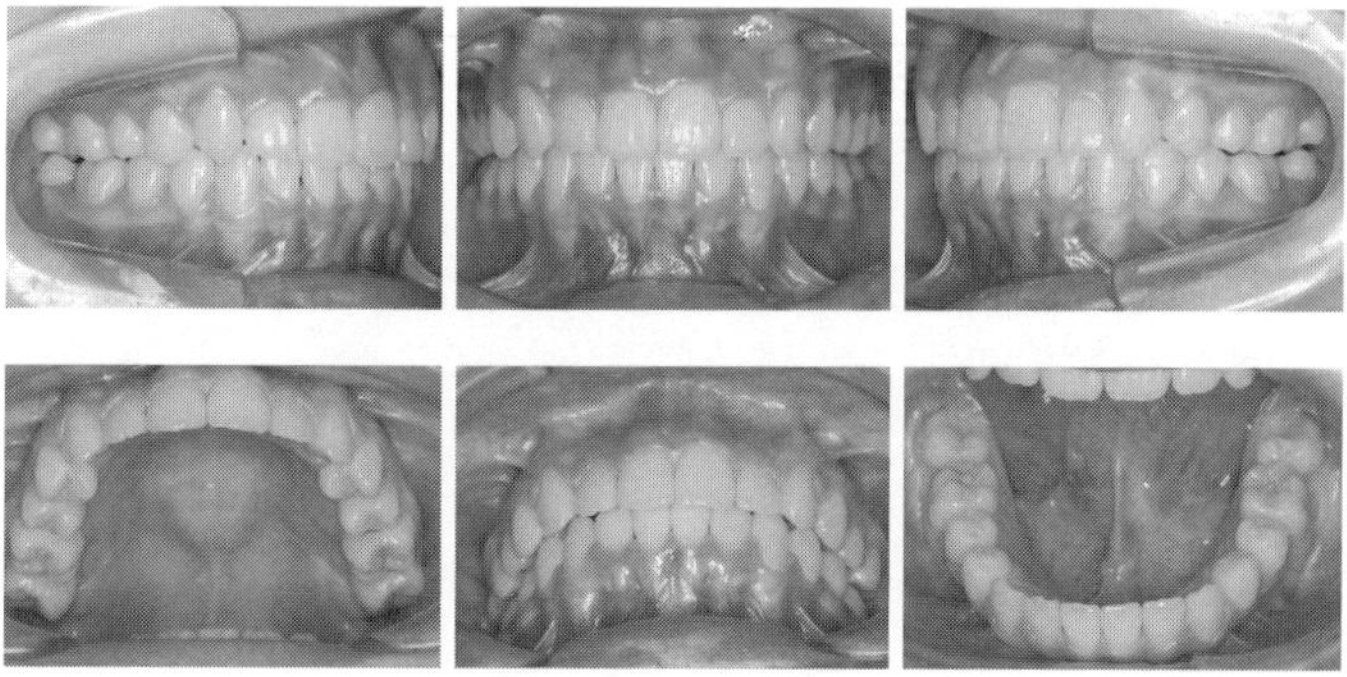

院長コメント

この患者さんもエラの張ったタイプですが、子どもさんの場合は筋肉が強くなる途中なので、歯がスムーズに動きます。ですから大人と違って、治療しやすいです。成長期ということもありますが、歯並びを治してから顔の印象がずいぶん変わりました。

T・Oさん

頭痛が良くなり、目もパッチリ二重に

Before

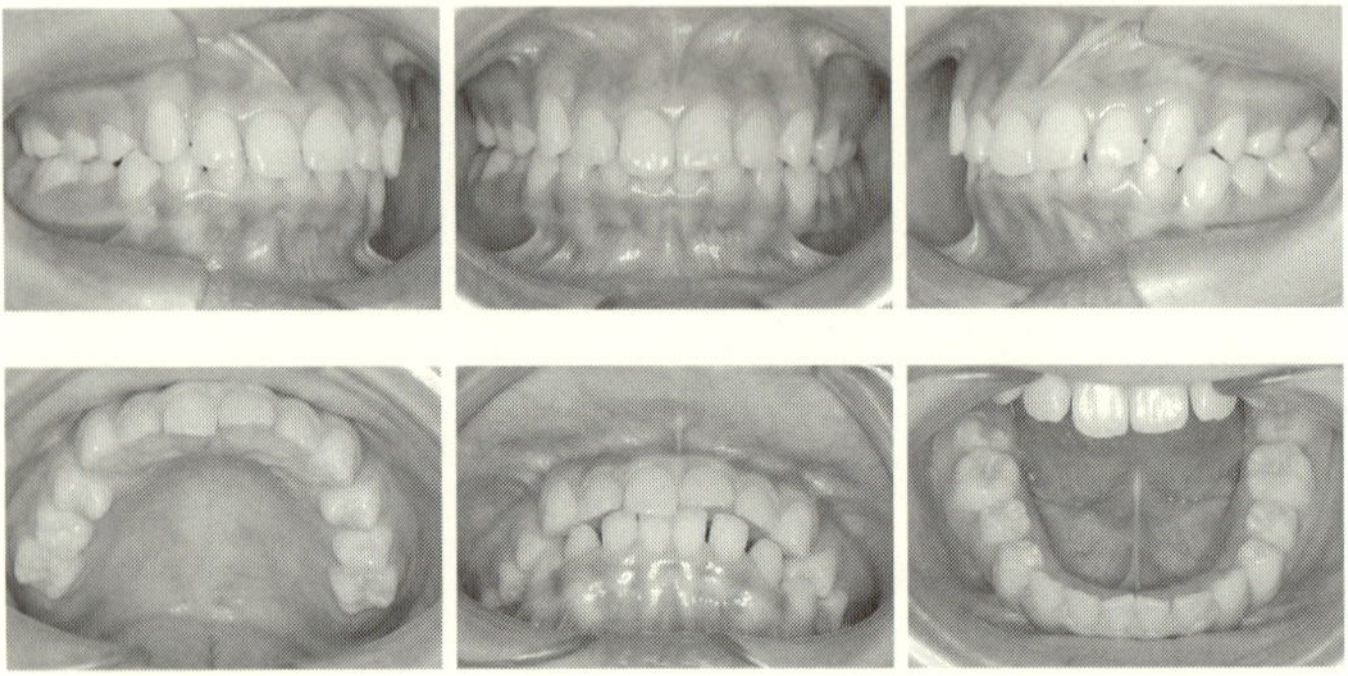

患者さんの症状

下の歯が全部隠れるくらい上の前歯が出ていました。

小さな頃から頭痛に悩まされていたそうで、小児科でCTも撮ってもらっているほどです。しかし、異常はなかったとのこと。

矯正を始めると徐々に頭痛が減り、現在ではほとんど言わなくなったそうです。「体調も良くなり、健康になった」とおっしゃっています。

診断……………上顎前突
治療期間…………２年
治療開始年齢……12歳
体調の変化……頭痛の改善

After

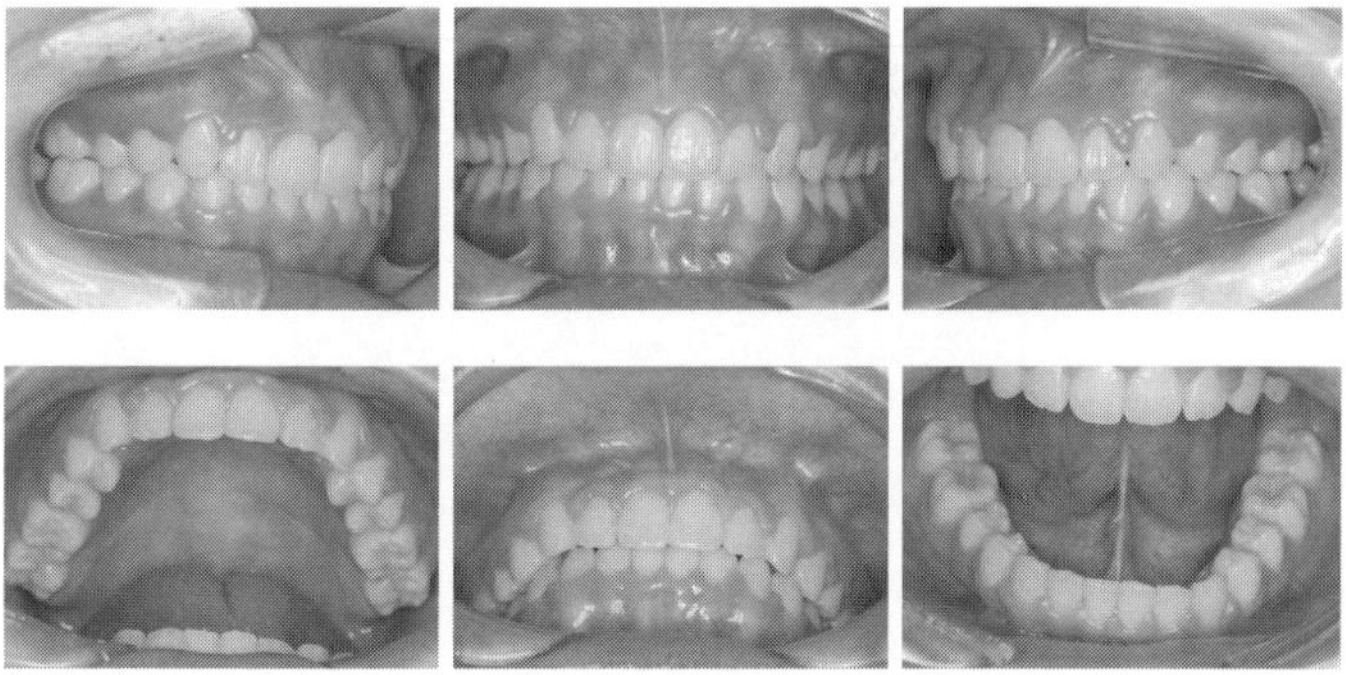

院長コメント

レントゲン写真を見るとわかるのですが、この患者さんは、横から見ると歯が鳥のように前に出ています。しかし、歯を起こすことによって前歯が縦に立ち、口元も引っ込みました。

また、アゴが後方に押されて頭痛が起きていましたが、顎位が正常に戻ったので、頭痛も良くなってきました。見た目も変わり、表情筋がよく動くようになって、目がパッチリ二重になりました。

矯正開始時、乳歯がまだ残っており、矯正中に生え変わりましたが、乳歯が残っていても矯正には問題ありません。

Y・Fさん

精神的にもポジティブになり、活動の場が広がった

Before

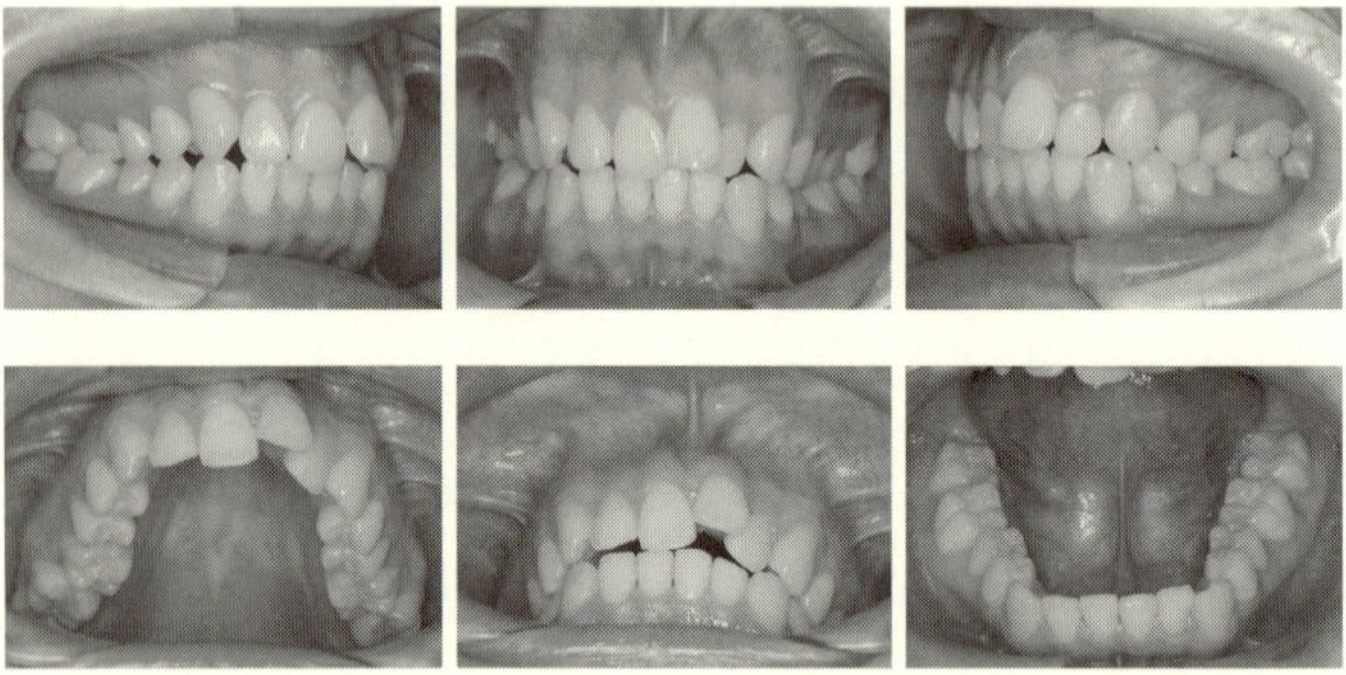

患者さんの症状

歯を削ったり、被せ物をしたり歯の治療をしているうちに、頭痛、手足のつり、ものがかめない、よく下痢をするなど体調が悪くなってきました。生活もだらだらしてしまうようでした。近所の歯科医院で、4本も抜歯するように言われたそうで、当院に来られました。

治療後は、かみしめやすく、物を食べやすくなり、合唱をしてらっしゃいますが、声もよく出しやすくなったそうです。精神的に強くなれ、活動の場も広がったといいます。とても元気になりました。

診断……………………叢生
治療期間………… 1年3か月
治療開始年齢……21歳
体調の変化………下痢が改善した、ポジティブになった、体力がついた

After

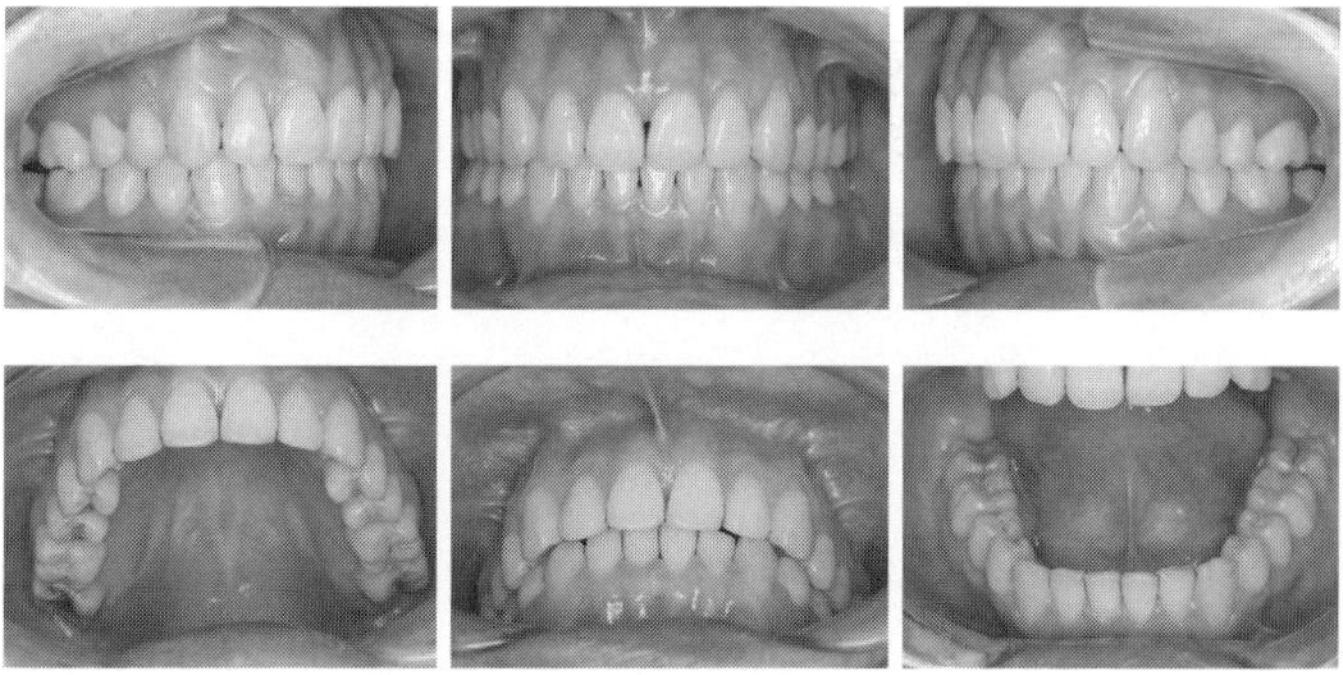

院長コメント

補綴物でかみ合わせの治療をして、体調を崩してしまわれた患者さんです。この患者さんの場合は体調面もさることながら、精神面での変化が大きかったと思います。歯並び、かみ合わせが良くなって、自分に自信が持てるようになったのでしょう。それが、前向きな考え方や行動面にあらわれていると思います。

M・Hさん

呼吸がラクになり、睡眠も十分取れるようになった

Before

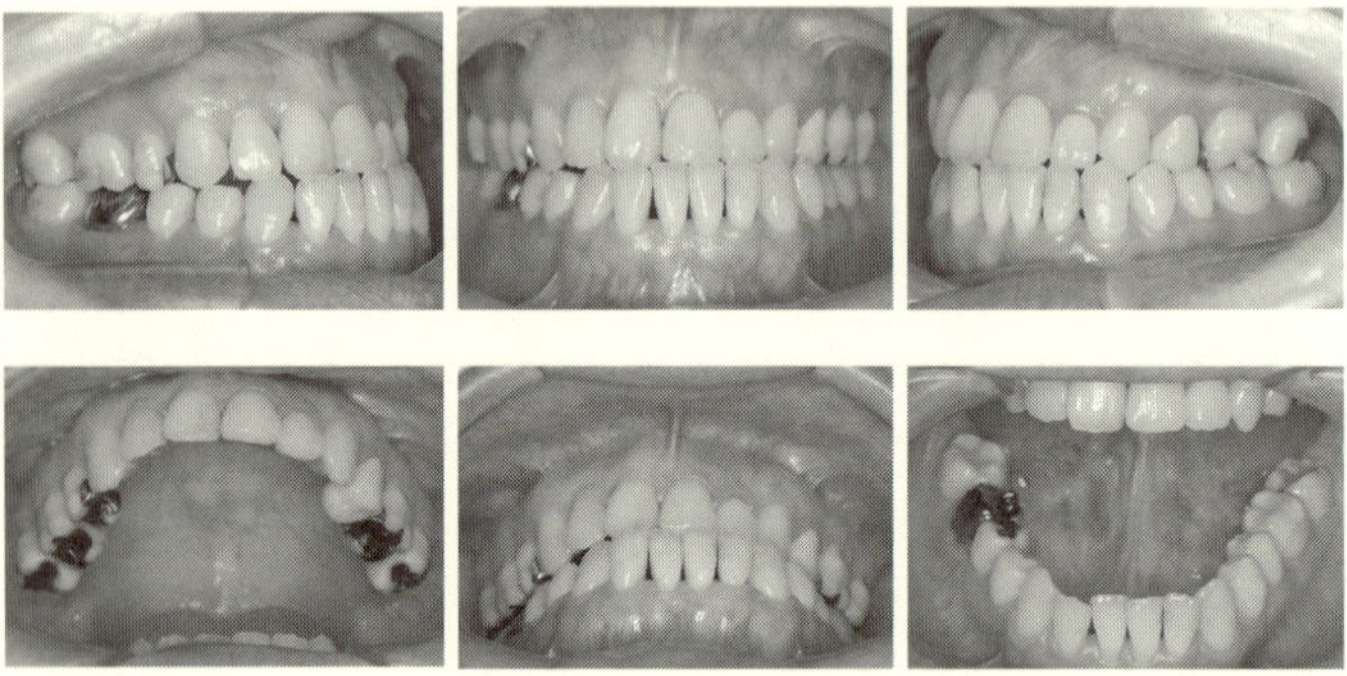

患者さんの症状

受け口で、他院では「手術しなければ治らない」と言われたそうです。当院で矯正装置をつけると、わりと早く歯が動き、正しい位置に戻りました。

以前は食事中に食べ物がつまったり、口呼吸を気にしていらっしゃいました。キレイに歯並びがそろってきたので、呼吸もラクになったそうです。

睡眠も十分にとれるようになり、体調不良も改善しました。

診断……………下顎前突
治療期間…………２年１か月
治療開始年齢……36歳
体調の変化……口呼吸、不眠の改善

After

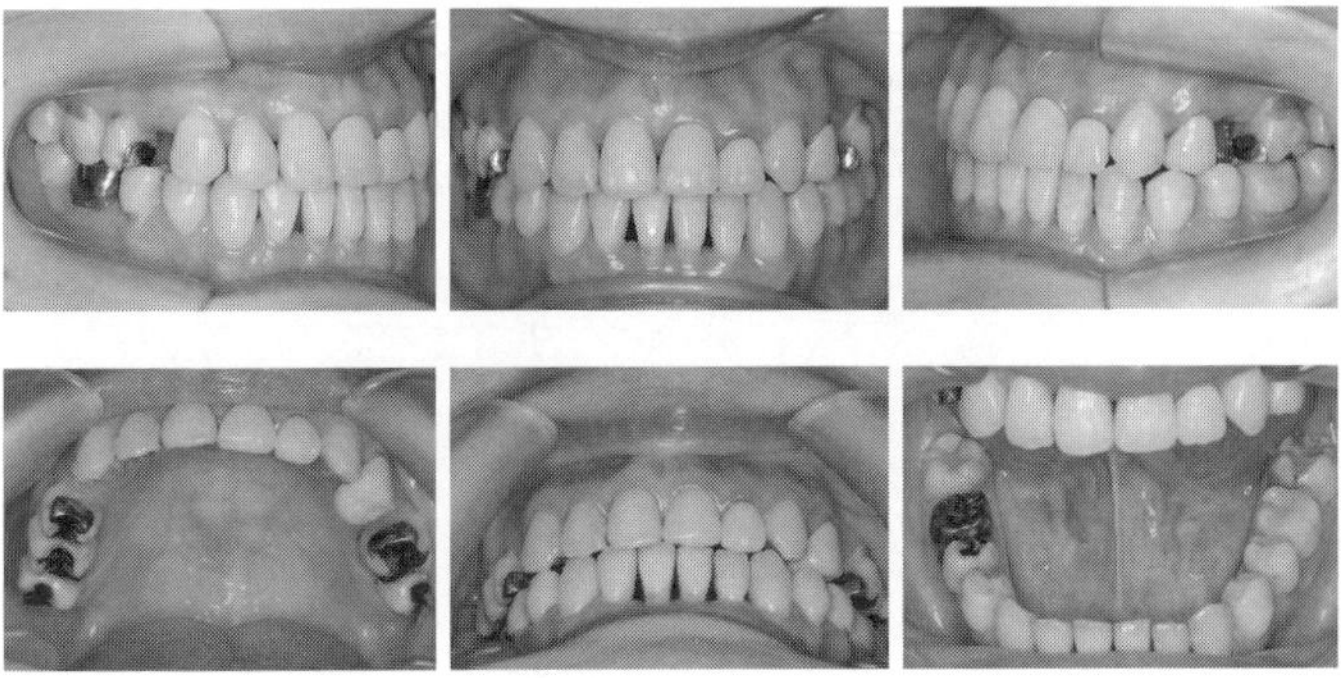

院長コメント

他院の治療で上の小臼歯を抜歯し、その後手術をすすめられたそうです。私のところで歯を起こして治療したら、抜いた歯の部分に隙間が空きました。しかしこれが、この患者さんにとって健康な歯の形です。この後、空いた部分に歯を入れれば、治療は完成。歯が倒れたままで歯を抜いてしまうと、アゴの骨が萎縮してよくかめなくなり、さらに体調を崩してしまいます。また下顎のアーチを比べると、矯正後、明らかに広がっているのがわかると思います。これが正常で、歯列を元に戻すとこういう形になります。

おわりに

私の家は、三代続く歯科医師です。祖父も父も歯科医師でしたし、私の二人の兄も歯科医師になりました。

「歯医者の仕事は患者さんの歯を守ることだよ。悪くなった歯でも1日でも長く歯を残して使えるようにするのが、歯医者の役目なんだよ」

子どもの頃から、私は父の言葉を聞きながら育ちました。

本当のところ、私は歯医者が嫌いでした。歯を抜いたり削ったりして痛い思いをするので、いつも友だちから、「歯医者はひどいことをする」と言われ続けていたからです。

長じて歯科医師を志してからも、歯を削ったり抜いたりするのは嫌でした。そこで選択したのが矯正歯科で、志望どおり矯正医として歩み始めました。

ところが、初めての勤務先で健康な歯を何本も抜く矯正治療を見て、心が折れそうになりました。「矯正医を辞めようか」とさえ思った時期もありました。

なぜ歯を矯正するために、健康な歯を4本も抜かなくてはいけないのか……。

そんな思いを抱えながら、「歯を抜かない治療はないか」と、私なりにずっと模索してきました。その私が神奈川歯科大学の佐藤貞雄教授（当時）と出会い、現在の本来の姿に戻す「抜かない矯正」を確立することができました。

歯は、人生の素晴らしい輝く宝石です。

「抜かない矯正」は、その宝石によってあなたの人生を大切にしています。歯並びをキレイにするとともに、悪い歯並び・かみ合わせが起因の頭痛・肩こり・不眠を解消してくれます。

私の脳裏には、アメリカのエドワード・アングル博士の言葉が刻まれています。アングル博士は、〝近代矯正歯科の父〟といわれる存在です。

その言葉は、博士が日本人の友人に宛てて書いた手紙に記されています。そこに書かれているのは、私が長年思い悩んでいたことへのまさに回答です。その手紙から、一部抜粋して引用します。

「抜歯は、非常にまれな症例――１０００症例のうち、２症例以下――を除いておすすめしないことになるでしょう。すべての歯を持っているべきであるということを神は意図されており、そして我々矯正歯科医はすべての歯を保存することによって、初

めて成功を収めることができるのだ、と私は日に日に確信を深めています。それだけでなく、すべての歯を保存し、かつそれぞれの咬合面を正常で調和した関係に位置づけることによってのみ、顔貌に最高の治療結果を獲得することができるのです」

私のいま言いたいことが、１００年以上前に書かれたこの手紙の中に、集約されています。矯正治療の本質を、１００年以上も前に、アングル博士は見抜いていたのです。

その博士の慧眼に敬意を表するとともに、それが未だに達せられていない現代の矯正歯科医療に失望すら覚えます。

もう一度アングル博士の言葉をかみしめ、もっと真摯に矯正歯科のあり方を考えなければならない――。

私たち歯科医師には、こうした姿勢が求められていると思います。同時に、患者さんにももっと勉強していただいて、「なぜ歯並びを矯正したいのか」と、ご自身に問いかけ直していただきたいと思います。

当たり前のことですが、何も知らない患者さんは見た目や気になったことを主訴として来院されます。それは生体にとっては重大な変調が起こっている、または起こる前触れの症状なのです。ゆえに治療の選択には十分な知識と情報を得ることと、よく考えてから実行すべきです。それは何年か経ってから医療技術の進歩や心の変化などで、問題が出る可能性があるからです。

矯正の治療をおこなっている途中で、突然、歯を削ったり抜いたりする方向に変えられることがあるといわれています。

それは十分なインフォームド・コンセントがない場合とか、またはドクター自身の矯正の技術力が不足して、美容形成にて対処する方向にドクターが導くからです。たしかに医療に絶対はありませんが、それはあくまでもまれです。

歯を抜かないと、削らないと、「前歯がとび出す」「ヘンな顔になる」と言われるとか……。

それはありえません。生体は遺伝的に伝わった顔の組み合わせで、バランス良く整うのです。歯が乱れた原因を解決し、奥歯や生体のバランスを整えれば、前歯が突出することはありません。前歯が異常になる場合は根本的な原因が解決されていないことを物語っています……。

本来の姿に戻す健康的な歯並びは、清潔感のある笑顔と自信があなたの人生の運気を上昇させるでしょう。そして、その笑顔が、患者さんに素敵な幸せを運んでくれると信じています。

２０１９年８月

歯学博士・歯科医師・鍼灸師　岸本雅吉

【参考文献】

『宇宙医学が生み出した驚異の負電荷美容　若返り物語』松本英聖 著／メソテス
『電子負荷療法の実際とメカニズム』広藤道男、高橋周七、伊藤隆太、藤巻時寛 共著／学芸社
『タカダ電子健康法』広藤道男、石田彰作、鍵谷勤 共著／細胞改善療法研究会
『マイナスイオン健康法』青木文昭、寺沢充夫 共著／ジーオー企画出版
『細胞活性がなかなか治らなかった病気を改善する』寺沢充夫 著／ごま書房新社
『量子波動器【メタトロン】のすべて』内海聡、内藤眞禮生、吉野敏明、吉川忠久 共著／ヒカルランド
『だったら「マイナスイオン」がいい!!』師岡孝次 著／ごま書房
『マイナスイオンの健康学』山野井昇 著／サンロード
『イオン体内革命』山野井昇 著／廣済堂出版
『活性酸素の話』永田親義 著／講談社
『活性酸素を減らせば肌がこんなに若返る』南光弘子 監修／土屋書店
『慢性疼痛・脳神経疾患からの回復――YASA山元式新頭鍼療法入門』加藤直哉 著／三和書籍

抜《ぬ》かない 削《けず》らない「歯並《はなら》び」の矯正《きょうせい》

2019年9月28日　初版第1刷

著　者 ―――――――― 岸本雅吉《きしもとまさよし》
発行者 ―――――――― 坂本桂一
発行所 ―――――――― 現代書林
〒162-0053　東京都新宿区原町3-61　桂ビル
TEL／代表　03(3205)8384
振替00140-7-42905
http://www.gendaishorin.co.jp/
カバー・本文デザイン ―― 矢野徳子＋島津デザイン事務所
編集協力 ―――――――― 西山恵司、堺ひろみ

印刷・製本：広研印刷(株)
乱丁・落丁本はお取り替えいたします。

定価はカバーに
表示してあります。

ISBN978-4-7745-1647-9 C0047